はじめて学ぶ医療英語

Medical English for Beginners

大垣 雅昭
大垣 佳代子

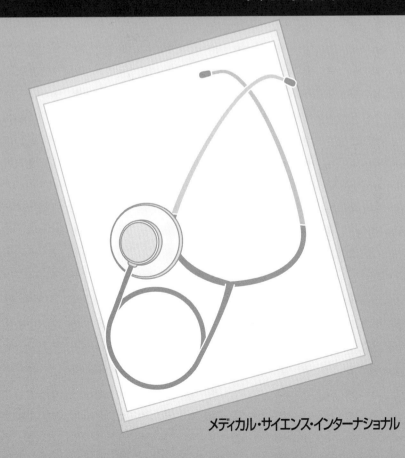

メディカル・サイエンス・インターナショナル

Medical English for Beginners
First Edition
by Mark Ohgaki and Kay Ohgaki

© 2016 by Medical Sciences International, Ltd., Tokyo
All rights reserved.
ISBN 978-4-89592-862-5

Printed and Bound in Japan

はじめに

　国際化の影響で，勉学や仕事のうえで英語能力を身につけることは，今や常識となっています．医学界では，専門用語や参考文献は英語が中心であり，国際的な学会での発表も英語であることから，英語の習得は必須です．しかし医療英語は，語彙や表現方法が日常会話では使わないものが多く，習得するには特別な修練が必要です．

　この本は，「話す・聴く」，「読む・書く」，「単語・用語を覚える」という医療英語の習得に必要な事柄について読者のニーズを認識し，入門レベルの知識と学習法を示すことで，学習を進めていくための手引きとなることを目標としています．

　読者対象として，医学生，看護学生，医療専門学校生やその他医療従事者を想定していますが，「からだ」と「病気」に関連する英語表現の習得に関心がある一般の方々にも役立つと考えています．

　最初に，言語の基本である「話す・聴く」を念頭に置いたコミュニケーションの楽しみを感じていただくために，まずはウォームアップとして「顔まわり」の英語表現から始め，次第に高度な表現へとつないでいきます．

　次に，「読む・書く」では英文のレポート，専門書，また論文などを読む機会を想定し，長文を読み解くための基礎的な例文を学びます．文章作成能力も重要になってくるので，日本語の文章を正確な英語の文章に置き換える技能も身につけていきます．

　最後は「語彙」，つまり「単語・用語」ですが，できるだけ数多く覚えていることが実践力の決め手となります．医療の単語はラテン語とギリシャ語に由来する複合語が多いので，接頭語，語根，接尾語に分解して「語源」で学ぶことが合理的であり，かつ上達の早道と言えます．これにより単語の応用範囲を広げることができます．

　学習法の組立てを図で示してみましょう．

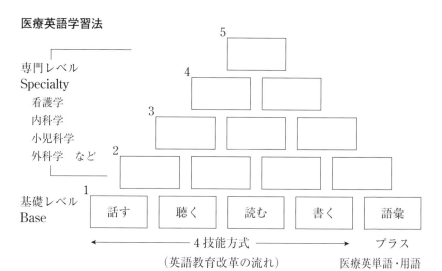

- 本書はレベル 1 の入門コースです。進路が決まったら，学ぶべき目標を設定しましょう。
- 例えば，レベル 2 では内科や小児科で使用される「単語・用語」，レベル 3 では「英語論文を書く」というように，☐ 内に学習目標を記入するとよいでしょう。

　以上のような，文部科学省が推奨する英語教育改革の流れに沿った「4 技能方式」に，「語彙」をプラスする構成になっています。医療英語習得のキーワードは，プロとして通用する「目標レベル」の設定と，そこに到達するための「積み重ね」に尽きると思います。

　読み疲れたら，コーヒーブレイクのコーナーで頭を休めましょう。息抜きの雑学や四方山話も用意しておきました。

　この本が読者の皆さんのお役に立ち，楽しく学習していただくことを願っております。

大垣　雅昭
大垣　佳代子

目 次

はじめに ……………………………………………………………………… 3
第 1 章　まずはウォームアップ：顔まわりの解剖と英語表現 ……… 9
  1.1　顔 ……………………………………………………………………… 9
  1.2　髪 ……………………………………………………………………… 10
  1.3　目 ……………………………………………………………………… 12
  1.4　鼻 ……………………………………………………………………… 14
  1.5　耳 ……………………………………………………………………… 15
  1.6　口 ……………………………………………………………………… 16
  1.7　舌 ……………………………………………………………………… 18

第 2 章　身体の各部と痛み …………………………………………… 20
  2.1　身体の各部の名称と痛みの表現 ………………………………… 20
  2.2　痛みの表し方 ……………………………………………………… 22
  2.3　痛みの部位の表し方 ……………………………………………… 24

第 3 章　問診で使える表現 …………………………………………… 26
  3.1　自己紹介 …………………………………………………………… 26
  3.2　主訴を聞く ………………………………………………………… 26
  3.3　問診の開始 ………………………………………………………… 26
    3.3-1　急性または慢性の病気 ……………………………………… 26
    3.3-2　先天性異常 …………………………………………………… 27
    3.3-3　外傷 …………………………………………………………… 27
    3.3-4　痛み …………………………………………………………… 27
    3.3-5　アレルギー …………………………………………………… 28
    3.3-6　心 (臓) 血管の病気 …………………………………………… 28
    3.3-7　胃腸の病気 …………………………………………………… 28
    3.3-8　呼吸器の病気 ………………………………………………… 29
    3.3-9　頭痛 …………………………………………………………… 30
    3.3-10　尿生殖器の病気 …………………………………………… 30
    3.3-11　骨と関節の病気 …………………………………………… 31
    3.3-12　乳房の病気 ………………………………………………… 32

第4章　患者さんへの指示と診察の表現 　33
- 4.1　体位の変更 　33
- 4.2　脱衣 　34
- 4.3　眼の動きを診る 　34
- 4.4　口を診る 　34
- 4.5　呼吸を診る 　34
- 4.6　腹部の触診 　35
- 4.7　用語の使い分け 　35

第5章　面接と対話 　36
- 5.1　看護師長との対話：予約入院 　36
- 5.2　ナースとの会話：病室内 　42
- 5.3　医師との面接：咳と高熱 　44
- 5.4　医師との面接：胃疾患の既往歴 　46

第6章　長文で学ぶ：読解と文章作成 　50
- 6.1　Pulse 　50
- 6.2　Respiration, the Cough and Sputum 　54
- 6.3　Vomitus 　56
- 6.4　Urine 　60
- 6.5　The Skin 　64

第7章　医学英語は分解して覚える 　68
- 7.1　医学用語の語数と由来 　68
- 7.2　医学の分野と単語の解剖 　68
- 7.3　病棟と科部 　72
- 7.4　単語の覚え方 　72

第8章　雑学と四方山話 　74
- 8.1　faces と faeces を取り違えた 　74
- 8.2　左利きと右利き—左利きは冷遇される？ 　74
- 8.3　ビールの樽と恋人の胸は叩いてみる 　75

8.4 理髪師は外科医だった ……………………………………… 75
8.5 認知症と徘徊 …………………………………………………… 75
8.6 てんかんは脳卒中の後遺症か ……………………………… 75
8.7 testicle（精巣）に由来する語 …………………………………… 76
8.8 hospice ホスピス ……………………………………………… 76
8.9 homosexuality 同性愛 ………………………………………… 76
8.10 quarantine 検疫（所） ………………………………………… 77
8.11 quack いかさま医者 ………………………………………… 77
8.12 panic（パニック）の由来—パンの怒りはハンパじゃない ……… 77
8.13 phobia（恐怖症）の由来—勇将の下に弱卒あり ……………… 78
8.14 narcissism ナルシシズム—自己愛の物語 …………………… 78
8.15 Abbreviation 略語 …………………………………………… 78
   8.15-1 便利だが誤解も招く略語 ……………………………… 78
   8.15-2 一般 vs. 医療の略語 …………………………………… 79
8.16 近代医学の幕開け：名著の初版本 ………………………… 81
   8.16-1 グレイ解剖学／木版画の解剖図 ……………………… 81
   8.16-2 セシル内科学／野口英世「黄熱病」 ………………… 82
   8.16-3 ハリソン内科学／新しい内科学書を目指す ………… 83

付録　語源で学ぶやさしい医療用語 ……………………………… 84

文献および謝辞 ………………………………………………………… 96

あとがき ………………………………………………………………… 97

第1章 まずはウォームアップ：顔まわりの解剖と英語表現

　冒頭から「医療英語」に入るのではなく，まずは脳のウォーミングアップから始めましょう．体表で外見上最も目立つ「顔」，「髪」，「目」，「鼻」，「耳」，「口」，「舌」を表す英語を使った表現を見ていくことにします．

1.1　顔 Face

　「顔」に関する表現はいろいろあります．得意顔，知らん顔，顔が売れる，顔がきく，大きな顔をする，顔が立つ，顔をつぶす，人の顔に泥を塗る，……などなど．

　ところで，顔の皮膚のうち最も薄いのはまぶた eyelid で，厚いのは鼻翼 nasal wing と頬 cheek の部分です．老年になると皮下組織 subcutaneous tissue の弾力性がなくなり，しわ wrinkles が目立つようになります．

　一方，まだピチピチしている主に若い女性や子供には，笑ったときに頬に小さなくぼみ，えくぼ dimple が見られます．若さの象徴，思春期に発生するニキビ pimple には性ホルモンが関与しています．余談ですが，乳首は nipple と言います．これら3語は語尾に -ple が付くので，dimple−pimple−nipple とつなぐと覚えやすいでしょう．

　さて，dimple, pimple, そして face を使った例文を見ていきましょう．

　Betty has pretty dimples.　ベティはえくぼが可愛らしい．➡ dimple を動詞として使い，A smile dimples her face. とすると，「彼女は笑うとえくぼができる」となる．

　Pimples come out on my face.　僕は顔にニキビができる．

　I sleep on my face.　私はうつ伏せになって眠る．➡ついでに，「仰向けになって眠る」は I sleep on my back. と言う．

Polish up!

　次は，face を使った少し発展的な言い回しです．

- **at (*or* in, on) the first face**　ちょっと見たところでは
  At the first face, Bill looks gentle.　一見，ビルはおとなしそうに見える．
- **face to face**　向かい合って，差し向かいで

We sat face to face at the table.　私たちはテーブルに向かい合って座った。
- **keep (*one's*) face**　平然としている
  Jim couldn't admit he was mistaken and still keeps face.
  ジムは間違いを認めず，相変わらず平然としている。
- **lose face**　面目を失う
  It was impossible to retire without losing face.
  面目を失わずに退職することは不可能だった。
- **on the face of it**　見たところでは，表面上
  On the face of it, there is no hope for a comeback.
  一見したところでは，返り咲きできる見込みはない。
- **put on *one*'s face**　化粧をする
  It took her an hour to put on her face.
  彼女は化粧をするのに1時間かかった。
- **save face**　顔を立てる，面目を保つ
  She tried to save face by telling the truth.
  彼女は真実を話すことで面目を保とうとした。
- **set *one*'s face against ...**　…に強硬に反対する
  The father set his face against his daughter's engagement.
  父親は娘の婚約に強く反対した。
- **set *one*'s face to (*or* toward) ...**　…を意図する，…の方角へ向かう
  Paul set his face toward life.　ポールは人生の第一歩を踏み出した。

1.2　髪 Hair

　hair は集合的に毛や髪を意味し，髪の毛は正確には頭髪 hair of the head と言います。形状により直毛 smooth hair，波状毛 wavy hair，そして毬状毛 kinky hair の3種に大別されます。日本人の髪の毛は一般に直毛で，波状毛は欧州人，毬状毛はアフリカ系黒人やポリネシア人に多い。

　頭髪の密度は，日本人の場合1 cm^{2}当り120～240本，全頭髪数は約10万本だそうです。一方，抜け毛は1日に50～60本で，髪を切らずにいると日本人の場合80～90 cm まで伸びると言います。

　では，hair を使った代表的な例文を見ていきましょう。

　　I had my hair cut.　髪をカットしてもらった。➡髪は自分で切らずに人に切ってもらうので，have *one*'s hair cut とする。cut は過去分詞。

Bess has golden hairs.　ベスは金髪だ。
Jack has gray hairs.　ジャックは白髪混じりだ。
Tom wears his hair long.　トムは髪を長くしている。
His dog has a good coat of hair.　彼の犬はいい毛並みをしている。
I found a hair in my soup.　スープの中に毛が1本入っていた。➡ a hair in the soup は，「厄介の種」という意味にも使われる。
It's not worth a hair.　それは一文の価値もない。➡ hair の代わりに penny や cent を使うこともできる。

Polish up!
　hair を使った発展的な言い回しです。はじめて見るものもあるかもしれません。
- **by a hair**　わずか，少し

　He lost the race by a hair.　彼は惜しいところでレースを落とした。
- **get in someone's hair**　人を困惑させる，いらだたせる➡俗語だが，よく使われる。

　Her cold attitude gets in my hair.
　私は彼女の冷淡な態度にいらいらする。
- **a hair of the dog**　二日酔いの迎え酒➡ a hair of the dog that bit one「かみついた犬の毛」でその傷が治るという昔話から，「毒を制する毒」という意味に転じた。

　Even a hair of the dog didn't help his aching head.
　迎え酒を飲んでも彼の頭のズキズキはとれなかった。
- **let *one*'s hair down**　くつろぐ，リラックスする

　He finally let his hair down and cracked a joke.
　彼はやっと打ち解けて冗談を飛ばした。
- **make *one*'s hair stand on end**　おびえさせる

　The tales of the jungle made my hair stand on end.
　ジャングルの物語に私は身の毛がよだつ思いがした。
- **split hairs**　つまらないことをとやかく論じる，無用な細かい区別をする

　To argue about whether they arrived at 12:00 or at 12:01 is just splitting hairs.
　12時に到着したか，12時1分だったかについて議論するのは，重箱の隅をほじくるようなものだ。➡古典的なアメリカンジョーク。

- **to a hair**　ぴったり，そっくり
  The reproduction matched the original to a hair.
  複製は原作と寸分たがわぬ出来だった。
- **without turning a hair**　興奮しないで，平静さを失わずに
  He put out the fire without turning a hair.
  彼は沈着冷静に火を消し止めた。

1.3　目 Eye

　目は，眼球と眼筋，まぶた，結膜を含む付属器から成り，眼球 eyeball の表面には角膜 cornea があります。

　角膜の後方に虹彩 iris があり，その色はメラニンの含有量によって異なるため，人種差が著しく，また個人差もあります。「青い目の娘」を a girl with blue eyes と言いますが，これは正確には虹彩の色のことを言ったものです。Iris はもともと「虹」の意味で，その語源はギリシャ神話に出てくるイーリスという虹の女神の名です。

　虹彩の中央にある孔が瞳孔 pupil，つまりひとみで，光の通路と言えます。正常なひとみはほぼ円形で左右同じ大きさですが，頭部に外傷を受けたりすると大きさが変わることがあります。

　まぶた eyelid は，眼球の前面を覆う皮膚のヒダで，上まぶた the upper lid と下まぶた the lower lid があります。上まぶたの外面には縁に沿って走る溝があって，目を普通に開いた状態でその溝が見えるのを二重まぶた，見えないのを一重まぶたと言います。

　まぶたの後面と眼球の全面を覆っている粘膜を結膜 conjunctiva と言います。結膜は透明で血管が透き通って見えるので，医師はここを視診します。貧血があると蒼白になり，結膜炎では発赤し，トラコーマでは混濁します。

　ところで，ラテン語で「目」は oculus と言い，「眼炎」は ophthalmia と言います。この2語から，医学英語の「眼科医」を表す oculist と ophthalmologist が派生しました。

　では，まず eye を使った簡単な表現から見ていきましょう。日本語の表現とよく似たものがあります。

　「目の玉が飛び出るほどの」と言いますが，英語でも eye-popping という言い方をします。eye-popping prices なら，「目の玉が飛び出るほどの値段」という意味です。

eye catcher は,「人目を引くもの；カワイコちゃん（米俗語）」。
eye opener は,「目を見張らせるような事実・経験；眠気を覚ます一杯, 朝酒」です。

次は, 身体の一部としての eye の用例です。

He hit me in the eye.　彼は私の目のあたりを殴った。➡「目元, 目の回り」は in the eye と単数形で表すことが多い。

Where are your eyes?　どこに目をつけてるんだ (よく見ろ)。

Eyes right!　まわれ右！➡号令。目の位置で指示する。昔の軍隊なら「かしらー右」。

Eyes front!　なおれ！

Polish up!
　ここからは,「視力」,「観察力」,「注目」,「見方」などを表す eye の例文です。

He has good eyes.　彼は目（視力）がいい。
Beth has an eye for pictures.　ベスは絵を見る目がある。
You have an eye in your head.　あなたは眼識がある。
All eyes were on me.　みんなの目が私に注がれた。
She was all eyes.　彼女は（全身を目のようにして）注視した。
In my eyes all men are ambitious of power.
　私の考えでは, 人間にはすべて権勢を得ようという野心がある。

最後に, 日本語の「目」を使った慣用句を英語でどう言うか見ていきましょう。

・目から鼻に抜ける
　smart（抜け目がない）, clever（利口な）などを思いつきますが,「針のように鋭い」という表現を使って, He is as sharp as a needle. と言えば,「目から鼻に抜けるような人」という感じが出ます。

・目が回るような忙しさ
　I was extremely busy with my work.（仕事でとても忙しかった）という言い方が考えられますが, I was as busy as a bee. とすると, 働き蜂がブンブン飛び回っている姿が浮かび,「目が回るような忙しさだった」という感じが伝わるでしょう。

・目と鼻の先
　「石を投げて届く距離」を表す a stone's throw を使うとよいでしょう。

The baseball ground is only a stone's throw from my house.
野球のグラウンドは我が家から目と鼻の先にある。

- 目に入れても痛くない

ひとみは眼球の最も大切な部分で，the apple of the eye と言われています。
She is the apple of her father's eye.
父親は娘を目の中に入れても痛くないほど可愛がっている。

- 目からウロコが落ちる

eyes を使って表すのは難しいところですが，次の言い回しはどうでしょう。
My eyes were enlightened by reading this book.
この本を読んで目からウロコが落ちた。➡ be enlightened by ... は「…によって啓発される：知らなかったことを知り，目が開かれる」という意味。

- 目のさめるような美人

I saw a woman of dazzling beauty. 目のさめるような美人にお目にかかった。➡ dazzling は「目もくらむばかりの」という意味の形容詞。

1.4 鼻 Nose

鼻は顔面の中央にあり，嗅覚器官および呼吸器系の一部として機能します。前頭部から続くところを鼻根 root of nose と言い，高くなっていくところを鼻背 dorsum of nose，先端の高い部分を鼻尖 apex of nose と言います。

鼻はまた外鼻 external nose と鼻腔 nasal cavity から成り，鼻骨 nasal bone と鼻軟骨 nasal cartilage によって支えられています。鼻の両側にある鼻孔 nostril を外側から覆っているふくらんだ部分が鼻翼 nose wing です。

では，nose を使った用例です。

He has a high nose. 彼は高い鼻をしている。➡「低い鼻」なら a low nose を使う。

She has a long nose. 彼女は鼻筋が通っている。

I have a running nose. 鼻水が出ます。

I have a cold in the nose. 鼻風邪をひいています。

I blew my nose. 私は鼻をかんだ。

She spoke through the nose. 彼女は鼻声だった。

Teddy has a good nose. テディは鼻が利く。➡「鼻が利かない」なら a bad nose を使う。

Polish up!
　nose を使ったおもしろい表現を見ていきましょう。
- **by a nose**　かろうじて，すれすれで（俗語）
　Sam passed the examination by a nose.
　サムはかろうじて試験に合格した。
- **count noses**　人数を数える
　The teacher counted noses.　先生は出席人数を数えた。➡日本語では「頭数を数える」と言うが，英語では「鼻の数を数える」と言う。
- **make a long nose at ...**　…に向かって親指を鼻先に当てて（他の4本の指を広げ，左右に振って）見せる➡俗語で「…をばかにする，あざ笑う，鼻先であしらう」の意味。欧米人に向かってすると殴られるかもしれないので注意。
　He always makes a long nose at me.
　彼はいつも僕を鼻の先であしらっている。
- **on the nose**　正確に（= precisely）；時間通りに（= exactly on time）
　We made it at 8 o'clock on the nose.　私たちは8時きっかりに間に合った。➡ make it は米口語で「間に合う」という意味でよく使われる。You will make it if you hurry.（急げば間に合いますよ）

1.5　耳 Ear

　顔の両側についている耳は聴覚器官で，軟骨と皮膚組織でできています。耳の外側面を耳介 auricle と言います。長さは 6 〜 6.5 cm 前後で耳翼 pinna とも言われ，集音の役目を受け持っています。大きな耳介は，欧米ではコウモリ耳と言って嫌われます。

　耳介の下にある耳たぶ ear lobe には軟骨がなく，内部には脂肪組織があるので柔らかい。耳たぶは知覚が鈍く，ピアスの穴をあけてもあまり痛みを感じません。外耳孔からＳ字状に曲がった外耳道の奥に鼓膜 tympanic membrane があります。

　耳は，外側から内側へ順に外耳 the external ear，中耳 the middle ear，内耳 the internal ear と大きく3つの部分に分かれます。外耳の縁の大部分をなす湾曲したひだは耳輪 helix です。

　では，ear を使った例文を見ていきましょう。
　He is picking his ears.　彼は（耳かきで）耳をほじっている。

She whispered in my ear.　彼女は私の耳元で囁いた。
The carpenter holds a pencil on the ear.
大工さんは耳に鉛筆をはさんでいる。

Polish up!
次は，ear を主に「注意（力）」という意味で使った言い方です。
- **be all ears**　一心に耳を傾ける
She was all ears.　彼女は（全身を耳のようにして）傾聴した。
- **give ear to ...**　…に耳を傾ける
She gave ear to his prudent advice.
彼女は彼の思慮深いアドバイスに耳を傾けた。
He gave a willing ear to all her troubles.
彼は彼女の悩みに進んで耳を貸した。
- **close *one*'s ears to ...**　…に耳を貸そうとしない
Tom closed his ears to her troubles.　トムは彼女の悩みに耳を閉ざした。
- **go in at one ear and out at the other**　頭に何も残らない➡右の耳から入って左の耳から抜けることから。
My warnings to her went in at one ear and out at the other.
私の注意も彼女には馬の耳に念仏だった。
- **over head and ears in ...**　…に深くはまり込んで
Frank is over head and ears in debt.　フランクは借金で首が回らない。
- **play by ear**　楽譜なしで演奏する
Lisa sat down at the piano and gave a fantastic performance, playing completely by ear.　リサはピアノに向かい，暗譜で素晴らしい演奏をした。

1.6　口 Mouth

　口唇で境され，舌と歯を含む消化管の前部，または開口部付近を言います。口唇 lips，つまりくちびるは，上くちびる upper lip と下くちびる lower lip に分けられます。その外面は皮膚，内面は粘膜で覆われ，赤唇縁(せきしんえん) lip margin と呼ばれる赤い部分に女性は口紅を塗ります。
　口は曲げたり，ゆがめたり，すぼめたり，とんがらせたりすることによって，喜怒哀楽を表すことができます。そういったことを表すのに，日本語では「口」を使い，英語では lips を使うことがあります。

まず，例文なしで見ていきましょう．
curl *one*'s lip　くちびるをゆがめる➡怒り，軽蔑を表す．
shoot out the lip　口をとがらす➡軽蔑を表す．
thin *one*'s lips　きっと口をむすぶ
give *one*'s lips　キスを許す
part with dry lips　キスをしないで別れる
put *one*'s finger to *one*'s lips　くちびるに指を当てる➡「喋るな」という合図．
mouth-to-mouth resuscitation　口移し蘇生法➡口に呼気を吹き込む人工呼吸．
Kate has a small mouth.　ケイトはおちょぼ口だ（口が小さい）．

Polish up!
lip や mouth は，言葉や発言を意味することがよくあります．
Don't give me any of your lip (*or* mouth).　つべこべ言うな．
None of your lip!　生意気な口をきくな．
Joe has a big mouth.　ジョーは大口を叩く（大言壮語する）．➡「口が大きい」ことも表すが，have a big mouth は，この例文の意味でよく使う．
Ken is all mouth.　ケンはおしゃべりだ（無駄口が多い）．
Susie made a mouth at me.
スージーは私に向かって口をゆがめた（顔をしかめた）．
The news spread from mouth to mouth.
そのニュースは口から口へと広がった．
The rumor went from lip to lip.　噂は口から口へと伝わった．➡前文の from mouth to mouth と，この文の from lip to lip は同義．
The sight of the dish made my mouth water.
その料理を見てよだれが出そうになった．➡ついでに，mouth-watering は「よだれの出るような，おいしそうな」という意味の形容詞．
Good medicine is bitter to (*or* in) the mouth.　良薬は口に苦し（ことわざ）．
The horse has a good mouth.　その馬は制御しやすい（おとなしい）．➡「制御がきかない，かんが強い」は have a hard (*or* bad) mouth と言う．口にくつわをつけて制御することから生まれた言い方．
They live from hand to mouth.　彼らはその日暮らしをしている．

1.7 舌 Tongue

口腔底上にある可動性の筋肉性器官で，味覚をつかさどり，咀嚼，嚥下，発声を助けます。舌は変形しやすい器官ですが，形態はU字型が最も多く，まれにV字型の人もいます。日本人男性の舌の大きさは，平均値で長さ7.3 cm，幅4.9 cm，厚さ2.2 cmだそうです。

そんなtongueを使う表現は，話すことや言葉に関するものが多いようです。

Chris has a gentle tongue. クリスは言葉遣いが優しい。➡ gentleの代わりにgoodを使うと「言葉遣いが丁寧だ」，longを使うと「話が長ったらしい→おしゃべりだ」の意味になる。

George has a fluent tongue. ジョージは弁舌さわやかである。

Don't judge a person by his tongue.
話しぶりで人を判断してはいけない。

Polish up!
次の言い回しも，少し発展的ですが，話すことや言葉にかかわるものです。

- **lose *one*'s tongue** （一時的に）口がきけなくなる

Betty lost her tongue for shame.
ベティは恥ずかしくてものが言えなかった。

- **on the tip of *one*'s tongue** のどまで出かかって

The answer is on the tip of my tongue, but it doesn't come out.
答えがのどまで出かかっているのに，どうしても出てこない。➡のどthroatではなく，「舌の先」と表現する。

ここで，ちょっと横道にそれますが……。
「早口言葉」のことをtongue twister（舌のもつれる語句）と言います。例えば次のようなものです。

"Good blood, bad blood."
"She sells sea shells on the sea-shore."

もっと舌がもつれる早口言葉もあります。少々長い文ですが，次ページのものに挑戦してみませんか。

"Peter Piper picked a peck of pickled pepper. Did Peter Piper pick a peck of pickled pepper? If Peter Piper picked a peck of pickled pepper, where's the peck of pickled pepper Peter Piper picked?"

続けて3回うまく言えたら合格です！

 コーヒーブレイク

"Insulin インスリン"発見者はレジデントと医学生だった

　insulin はラテン語の insula——英語では island——つまり「島」に由来し，膵臓ランゲルハンス島のベータ細胞によって産生・分泌されるタンパク性ホルモンです。

　このインスリンの発見者は，なんと，まだ外科レジデント2年目だった Frederick Banting（1891年生まれのカナダ人医師）と，医学部3年生の Charles Best（1899年生まれのカナダ人生理学者）でした．2人は，1922年の夏，上司である John Macleod（1876年生まれのスコットランド人生理学者）が貸してくれた古ぼけた研究室で10週間研究し，インスリン発見という偉業を成しとげたのです．

　ところで，Banting と Macleod は1923年にノーベル医学生理学賞を受賞しましたが，Best は，発見当時学生であったという理由で授与の対象から外されました．

　Best はその後，ヒスタミンの脱アミノ作用を持つ酵素 histaminase ヒスタミナーゼも発見しています．

第 2 章　身体の各部と痛み

2.1　身体の各部の名称と痛みの表現

名称を覚えましょう。

Male － anterior aspect

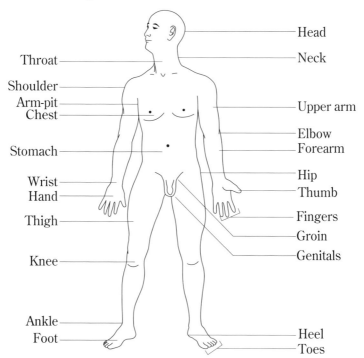

Aches and pains

A pain	A swelling	Sprained	To ache
An ache	A graze	Stiff	
A bruise	A sting	Sore	To hurt
A rash	A bite		To throb
A cut			To itch
A scar			To irritate

男性―前部

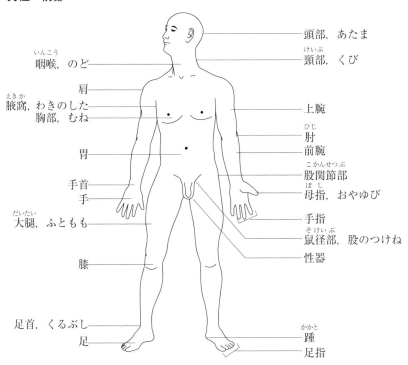

頭部, あたま
頸部(けいぶ), くび
咽喉(いんこう), のど
肩
腋窩(えきか), わきのした
胸部, むね
上腕
肘(ひじ)
前腕
胃
股関節部(こかんせつぶ)
手首
母指(ぼし), おやゆび
手
手指
大腿(だいたい), ふともも
鼠径部(そけいぶ), 股のつけね
性器
膝
足首, くるぶし
踵(かかと)
足
足指

いろいろな痛み

疼痛, 痛み　　　はれ物　　　捻挫した　　　　　　　ずきずき痛む,
鈍痛　　　　　　すり傷　　　こわばった, 凝った　　うずく
挫傷　　　　　　刺し傷　　　触ると痛い　　　　　　痛い, 痛む
発疹　　　　　　かみ傷　　　　　　　　　　　　　　動悸を打つ
切り傷　　　　　　　　　　　　　　　　　　　　　　痒い, むず痒い
瘢痕(はんこん), 傷跡　　　　　　　　　　　　　　　ひりひりする

第2章　身体の各部と痛み

2.2 痛みの表し方

p.20 の図や下の図を見ながら練習しましょう。
患者の訴えです。
I have (*or* I've got) a pain in my chest.
My chest hurts.
My chest aches.

医師や看護師どうしの言い方です。
He has (*or* He's got) a pain in his stomach.
His stomach hurts.
His stomach aches.

Female — anterior aspect

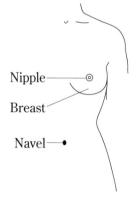

Male — posterior aspect

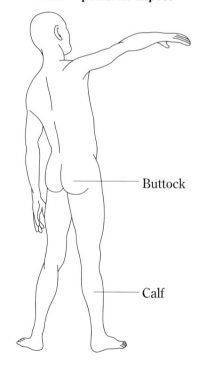

医師や看護師による患者への確認です。
You have (*or* You've got) a pain in your elbow.
Your elbow hurts.
Your elbow aches.

医師や看護師どうしの言い方です。
She has (*or* She's got) a pain in her breast.
Her breast hurts.
Her breast aches.

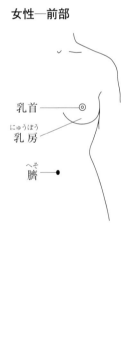

女性―前部

乳首
乳房(にゅうぼう)
臍(へそ)

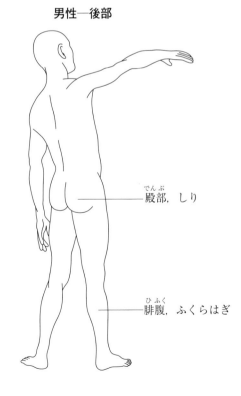

男性―後部

殿部(でんぶ),しり
腓腹(ひふく),ふくらはぎ

2.3 痛みの部位の表し方

右の図を見て各文を完成しましょう。

He has a pain in his (1   ).
He has a stiff (2   ).
He has a sting on his (3   ).
He has a rash on his (4   ).
He has a graze on his (5   ).
He has a pain in his (6   ).
He has a cut on his (7   ).
His (8   ) hurts.
He has a scar on his (9   ).
His (10   ) aches.
He has a sprained (11   ).
He has a sore (12   ).
He has a bruise on his (13   ).
He has a swelling on his (14   ).
He has a pain in his (15   ).
He has cuts on his (16   ).
He has a swelling in his (17   ).
His (18   ) ache.
He has a pain in his (19   ).
She has a sore (20   ).
She has a pain in her (21   ).
She has a rash in her (22   ).

 コーヒーブレイク

"Pain 痛み"は患者持ちか

　pain はラテン語の poena──英語では"penalty 罰，刑罰"，また"fine 罰金，科料"──に由来し，もともと「痛み」は人に科せられた「罰」でした。
　さて，故 John J. Bonica 博士の"The Management of Pain"の出版は 1953 年。この本は，麻酔学，神経学，心理学，精神医学，脳神経外科学，整形外科学，理学療法など集学的な立場から疼痛管理を扱ったもので，やがて

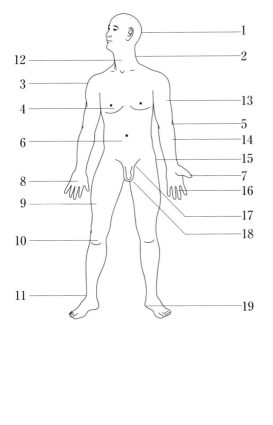
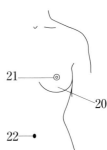

"the bible of pain" と呼ばれるようになります。しかし，品切れで絶版の後，改訂第2版が全2巻で出版されたのは，37年後のことでした。

　俗に「痛みと金は患者持ち」と言われましたが，今では痛みのメカニズムの解明が進み，治療の重要な対象となりました。「痛み（罰）」からの解放は医師の目標の1つで，各地の病院にはペインクリニックが設置されています。まさしく，Bonica博士の貢献に感謝ですね。

第2章　身体の各部と痛み　25

第3章　問診で使える表現

　最近では，患者との初対面時に自己紹介をし，対等の立場で遇そうとする医師が増えています。そのような医師の，英語による問診から診察へのプロセスを具体的に示してみましょう。

3.1　自己紹介

　Good morning (*or* afternoon, evening). Are you Mr. Taro Yamamoto? I am Dr. Bussy. I am going to ask you some questions, and examine you.
　おはようございます(今日は，今晩は)。 山本太郎さんですか。
私はドクター・バッシーです。いくつか質問してから診察しましょう。

3.2　主訴を聞く

What is your main problem?　どんな問題でお悩みですか。
What kind of trouble do you have?　同上
What (has) brought you here?
どうなさいましたか(どのようなことでここに来ましたか)。
Why are you here at the hospital?　同上

3.3　問診の開始

3.3-1　急性または慢性の病気
When did you first notice this condition?
この状態に最初に気がついたのはいつですか。
Were you well until that time?
そのときまでは大丈夫でしたか。
When were you last completely well?
体調が最後に万全だった(異変があった)のはいつですか。

3.3-2　先天性異常
Was your son born with this condition?
息子さんはこの状態でお生まれになりましたか。

3.3-3　外傷
What happened to you? When? Where?
どうなさいましたか。いつ，どこで怪我されましたか。

3.3-4　痛み
Do you have any pain?　痛みはありますか。
With one finger, show me where the pain is (*or* where it hurts).
指で痛いところをさしてください。
How long have you had the pain?　痛んでからどのくらい経っていますか。
When did the pain start?　痛み始めたのはいつですか。
When do you get this pain?　どのようなときに痛みますか。
　　　When you exercise?　運動すると？
　　　Climb stairs?　階段を登ると？
　　　Take a deep breath?　深呼吸すると？
　　　Lift something?　何か持ち上げると？
　　　When you are resting?　安静にすると？
　　　Lying down?　横になると？
　　　Sitting up?　起き上がると？
　　　Standing?　立ち上がると？
　　　Before you eat?　食前に？
　　　After you eat?　食後に？
What kind of pain is it? Is it a sharp pain?
どんな痛みですか。激痛ですか。
Does the pain always stay in the same place?
いつも同じところが痛みますか。
Does the pain spread? Where to?
痛みはほかに広がっていますか。どこですか。

3.3-5　アレルギー

Are you allergic to anything? Foods? Dust? Pollen? Drugs?
何かアレルギーがありますか。食べ物は？ 埃は？ 花粉は？ 薬物は？
Does it bother you all the time or just certain times of the year?
アレルギーで悩むのは一年中ずっと，それとも一定期間だけですか。
How do you know you are allergic to pollen?
花粉症だとどうして分かりますか。
Does your nose run? Do your eyes itch or water?
鼻水が出ますか。目が痒かったり涙が出たりしますか。➡「鼻水が出ますか」は Do you have a running nose? でもよい。water は「生体の分泌液，つまり体液，排出液（涙，汗，鼻水，尿など）を出す」という意味。名詞として使い The water ran out of my eyes. と言えば，「目から涙が流れ出た」の意。

3.3-6　心（臓）血管の病気

Have you ever been told you had high or low blood pressure?
これまでに高血圧または低血圧と言われたことがありますか。➡ blood pressure 血圧。略語では Bp，BP と書く。
Have you ever been told you had heart trouble? When? What? Who told you?
これまでに心臓病と言われたことがありますか。いつ？ どんな？ 誰に言われましたか。
Do you have any pain or discomfort?
痛みや不快感がありますか。➡ discomfort 不快。comfort と反対の意味。
Does the pain spread to the front of your chest?
痛みは胸の前部に広がっていますか。
Does the pain come on gradually or suddenly?
痛みは徐々に，それとも突然やってきますか。➡ come on（病気が）襲ってくる。
Do you get short of breath when you walk up stairs?
階段を登ると息切れがしますか。➡ walk up 歩いて登る。

3.3-7　胃腸の病気

Do you have trouble with your stomach?　胃の具合が悪いのですか。
How long have you had this trouble?
具合が悪くなってどのくらい経ちますか。

Do you have pain or difficulty when you swallow?
飲み込むときに痛みを感じたり，飲み込みにくいことがありますか。➡ swallow 飲み下す。医学用語では「嚥下(えんげ)」。

Do you have a burning or severe pain in your esophagus or in the upper part of your stomach? 食道や胃の上部が焼けるようにひりひりしたり，激しく痛んだりしますか。➡ burning 焼けつくような感じ。esophagus 食道。口語では food pipe と言う。

How's your appetite? Do you eat more or less now?
食欲はありますか。今は多少なりとも食べていますか。

Do you move your bowels regularly?
お通じはきちんとありますか。➡ move *one*'s bowels 排便する。

Are you constipated often? Are you constipated now?
よく便秘しますか。今，便秘していますか。➡ be constipated 便秘する。

Have you had any diarrhea? Do you have diarrhea now?
下痢をされたことはありますか。今，下痢をしていますか。➡ have diarrhea 下痢をする。

Have you noticed any blood in your bowel movement?
お通じに血が付いていると気づいたことはありますか。➡ bowel movement 通じ，便通。

Is the blood on the surface or is it mixed in with the stool?
血液は便の表面，それとも便中に混じっていますか。➡ stool (大)便。

3.3-8 呼吸器の病気

Do you have any pain in your chest? 胸部に痛みがありますか。
　　　When you breathe? 呼吸するときですか。
　　　When you cough? 咳をするときですか。
　　　When you take a deep breath? 深呼吸するときですか。

Have you had a respiratory infection recently — for instance, flu? Pneumonia? Whooping cough? Measles? When?
最近呼吸器感染症になったことはありますか。例えば，インフルエンザ，肺炎，百日咳，はしかです。(罹ったとしたら)いつごろですか？ ➡ infection 感染症。flu インフルエンザ (influenza の短縮形)。

Are you short of breath? Has this happened just lately?
息切れしますか。息切れはつい最近のことですか。

Is your throat sore? Have you been hoarse? Do you have a fever? How often do you have a cold? のどがひりひりしますか。声がかすれていますか。熱がありますか。風邪はどのくらいの頻度でひきますか。➡ throat のど。sore (のどが)痛い，ひりひりする。hoarse (声が)かすれた，かれた。
When did you have your last chest X-ray? What were the results?
胸部レントゲンを最後に撮られたのはいつですか。結果はいかがでしたか。

3.3-9　頭痛

Do you have a headache now?　今，頭痛がしますか。
Do you have the headache all the time or does it come and go?
頭痛はずっとしていますか，それとも痛いときと治るときがありますか。
   Is it slight?　痛みは軽いですか。
   Moderate?　それほどひどくないですか。
   Severe?　ひどいですか。
   Excruciating?　とても耐えられないですか。
   Squeezing?　締めつけられるような痛みですか。
   Pressing?　圧迫されるような痛みですか。
   Throbbing?　ずきずきしますか。
   Stabbing?　刺すような痛みですか。
   Burning?　焼けつくような痛みですか。
   Dull?　鈍痛ですか。
Do you usually get a headache on one side of the head or on both sides?
いつもは頭の片側で頭痛がしますか，あるいは両側ですか
With one finger, show me where you get this headache.
指で頭痛がする場所をさしてください。

3.3-10　尿生殖器の病気

Have you ever had a kidney or bladder infection?　腎あるいは膀胱の感染症に罹ったことがありますか。➡ kidney 腎(臓)。bladder 膀胱。
Are you able to urinate?　排尿できますか。➡ urinate 排尿する。pass water とも言う。
Do you have difficulty starting to urinate?　排尿し始めるのが困難ですか。
Do you feel that you completely empty your bladder each time you urinate?
排尿のたびに膀胱がすっかり空になっていると感じますか。

Does the flow stop quickly?　尿の流れはすぐに止まりますか。
Have you ever noticed any blood in your urine?
尿中に血液があることに気づいたことがありますか。➡ urine 尿。
　　　A small amount?　少量ですか。
　　　A lot?　たくさんですか。
　　　Any blood clots?　血のかたまりは？

3.3-11　骨と関節の病気

Do you have any ache, pain, swelling or stiffness in any of your muscles, joints, or bones?
筋肉や関節，もしくは骨のどこかに鈍痛や疼痛，腫れ，またはこわばりがありませんか。➡ swelling 腫れ（上がり）。医学用語では「腫脹（しゅちょう）」とか「腫大（しゅだい）」と言う。stiffness こわばり，硬直。muscle 筋肉。joint 　関節。
When do you have it?　症状はいつ出ますか。
　　　When you exercise?　運動するときですか。
　　　When it rains?　雨が降ると？
　　　When it is damp?　湿気が多いとき？
　　　When it is cold?　寒いとき？
　　　When you get up in the morning?　朝起きるとき？
　　　Does it go away during the day?　日中は症状がなくなりますか。
　　　During certain times of the year?　一年のある時期だけですか。
Did you ever break any of your bones?
これまでにどこか骨折したことがありますか。
　　　When?　いつですか。
　　　How were you treated?　どのような処置（治療）をされましたか。➡ treat 治療する，処置する（名詞は treatment）。
　　　Were there any complications?
　　　合併症がありましたか。➡ complication 合併症。
　　　Have you had any problems in that area since then?
　　　その後患部に問題がありましたか。
Do you have any pain in your back?　背中に痛みがありますか。
Do you have a deformity or curvature of your spine?
脊椎の変形や湾曲がありますか。➡ deformity 変形，奇形。curvature 湾曲。spine 脊椎，脊柱。

Does the back pain move down your leg?
背中の痛みは下肢へ移動しますか。➡ leg 脚，下肢（とくに膝から下）。
Do you have any numbness or loss of sensation in that leg?
下肢にしびれや感覚のないところがありますか。➡ numbness しびれ，麻痺。sensation 感覚。
Can you move your foot up and down?　足を上下に動かせますか。
Does it hurt when you stand or put weight on your legs?
立つとき，または下肢に体重をかけるとき痛みますか。

3.3-12　乳房（女性）の病気

Do you have pain in your breasts?　乳房に痛みがありますか。
Is the pain relieved when you support your breasts?
乳房を支えると痛みは和らぎますか。➡ relieve（痛みを）和らげる。
Are your breasts tender when you touch them?
乳房は触ると痛いですか。➡ tender（触ると）痛い。
Do your breasts feel swollen?　乳房は隆起した感じですか。➡ swollen 隆起した。片側の乳房の場合は，例えば左なら Does your left breast feel swollen? となる。
Does it become worse just before you menstruate?
月経の直前に悪化しますか。➡ menstruate 月経がある。名詞形は menstruation。口語で「月経」を period と言う。
Have you felt any nodules or lumps in your breasts?
乳房にこぶ，またはしこりを感じますか。➡ nodule こぶ（小さな丸いかたまり）。lump しこり。
Is the lump painful or not painful?　しこりは痛みますか，痛みませんか。
Do your nipples itch, burn, feel sore? Is it getting worse?
乳首は痛痒かったり，ひりひりしたり，触れると痛かったりしますか。前より悪化していますか。➡ itch 痒い，むず痒い。burn ひりひりする，ほてる。sore（炎症や傷で触れると）痛い。worse 一層悪い（bad, ill の比較級）。

第4章　患者さんへの指示と診察の表現

　診察室内では，患者さんは少なからず不安を感じています。医師は，そんな患者さんに感じよく接し，相手がリラックスできる環境を作ることが必要です。それが診察の第一歩です。そして医師が出す指示は，相手が理解できる平易な依頼形を使うことが重要です。音声の抑揚に注意して，丁寧に優しくを心がけましょう。

丁寧な依頼文の例
Come in, please!　お入りください。
Will you come in/, please/?　お入りいただけますか。
Would you come in/, please/?　お入りいただけませんか。
Would you mind standing up/, please/?
ご起立願えますでしょうか。

4.1　体位の変更

上の4つのうちのいずれか，丁寧な依頼文にして使いましょう。
Sit down.　座って。
Stand up.　立ち上がって。
Turn round.　振り返って。
Turn over.　寝返りを打って。
Bend down.　体を曲げて。
Bend your knees.　膝を曲げて。
Lie down.　横になって。
Sit up.　起き上がって。
Raise your arm.　腕を上げて。
Lift your leg.　脚を上げて。
Lower your foot.　足を下げて。
Touch your toes.　足の指に手をつけて。
Arch your back.　背中を丸くして。

4.2　脱衣

Roll your sleeve up.　袖をまくり上げて。
Take your shirt off.　シャツを脱いで。
Take your trousers off.　ズボンを脱いで。
Slip your blouse off.　ブラウスを脱いで。

4.3　眼の動きを診る

Keep your head still.　頭を動かさずにじっとして。
Don't move your head.　頭を動かさないで。
Look straight ahead.　まっすぐ前を見て。
Follow my finger with your eyes.　眼で私の指を追って。
Look up and to the right.　眼を上げて，右の方を見て。
Close your eyes.　眼を閉じて。

4.4　口を診る

Open your mouth.　口を開けて。
Put out your tongue.　舌を出して。
Say 'Ah' in a low voice.　低い声でアーと言って。
Keep your mouth open.　口を開けたままにして。

4.5　呼吸を診る

Breathe in and out through your mouth with your mouth wide open.
口を大きく開けて，息を吸い込んで，吐き出して。
Take deep breaths — All right, you may breathe naturally now.
深く息を吸って——いいですよ，はい自然に息をして。
Say 'Ninety-nine' — say it again — again. Keep saying it.
99（ナインティナイン）と言って——もう一度言って——もう一度。続けて言って。

4.6　腹部の触診

Just relax your abdominal muscles.　お腹の筋肉をちょっとゆるめて。
Take a deep breath. — Hold it. — Now let it out. Take a deep breath —(palpate abdomen). Does this hurt?　深く息を吸って——止めて——吐き出して。深く息を吸って——（腹部を触診）。ここは痛みますか。
When I press here, where do you feel the pain?
ここを押すと，どこが痛みますか。

4.7　用語の使い分け

- **symptom**　症状，症候（しょうこう）

　患者が経験する身体的，あるいは精神的状態の変化に関する主観的な感覚を言います。一般的な，どの病気にも共通して起こる症状，体のある部分に限られた症状，また一刻を争う症状など様々です。

- **sign**　徴候（ちょうこう）

　疾病を示唆する何らかの異常所見のことで，医師が患者を診察したり検査したりして見出しうる客観的な証拠のこと。

- **syndrome**　症候群

　疾病の経過に伴って現れる一連の症状や徴候の集合，または組み合わせを言います。

☕ コーヒーブレイク

偉大な外科医パレ

　Ambroise Paré（1510〜1590）は，フランス・ルネッサンス時代の偉大な外科医として知られています。剣や弾創による出血を防ぐため，16世紀までは傷に焼きごてを当てたり，煮沸した油をかけたりする処置が行われていました。パレはこのような焼灼法を廃止し，はじめて傷の縫合を行いました。彼の有名な格言 "Je le pensay, et Dieu le guarit. 私が包帯を巻き，神が癒す" は，今日に語り継がれています。

　昭和天皇の手術を担当した森岡恭彦東大第一外科学教授（当時）が，術後の会見でこのパレの言葉を引用したという新聞記事を読んだ記憶があります。

第 5 章　面接と対話

　看護師長やナース，医師と患者の面接や対話例を通して，やさしい医学用語と会話の仕方を学びましょう．重要語句の意味と症状の説明を付けました．

5.1　看護師長との対話：予約入院

A patient who has been on the waiting list for admission has received a letter telling him to report to Dixon ward at Cambury Hospital for admission on 24th July at 2 : 30 p.m. At 2 : 30 he arrives at the sister's* office.
Here is the admission card she filled in:

CAMBURY HOSPITAL Admission Card	Hosp. Reg. No. Ward/Dept.
SURNAME (IN BLOCK LETTERS) 　McLEOD	FIRST NAME(S) 　PETER JOHN
ADDRESS & TELEPHONE NO. 　26 GREENEND, WATERBEACH 　WATERBEACH 234	DATE OF BIRTH 　21. 12. 1979
CIVIL STATE 　Married 　~~Single~~ 　~~Widowed~~ 　~~Other~~	OCCUPATION (In the case of a child, father's occupation.) 　CARPENTER
RELIGION 　C. of E.	NAME & ADDRESS OF NEXT OF KIN 　MARY McLEOD (wife) 　As above
NAME & ADDRESS OF G.P. 　Dr. BEALE 　THE OAKS, HIGH ST., 　LANDBEACH	TELEPHONE NO.
SURGEON OR PHYSICIAN IN CHARGE OF CASE 　Mr. THORPE	

＊sister は英国の用語で，病棟の責任者を務める主任看護師，または看護師長の職名（米国では head nurse とか charge nurse と呼ばれる）。

入約簿に予約してあった患者が，7月24日の午後2時30分に入院のためケンビューリー病院ディクソン病棟に来院するようにとの手紙を受け取りました。2時30分に彼は看護師長のオフィスに到着します。

これが看護師長の記入した入院カードです。

ケンビューリー病院 入院カード	病院登録番号 病棟／部
姓（ブロック体で記入）	ファースト・ネーム
住所と電話番号	生年月日
婚姻状態 　既婚 　独身 　寡婦（夫） 　その他	職業 （子供の場合には，父親の職業）
宗派	最近親者の名前と住所
G.P. の名前と住所	電話番号
担当外科医または内科医	

Here is what they said

Patient	Excuse me, nurse. Is this Dixon ward?
Sister	Yes, this is Dixon.
Patient	Well, I'm Peter McLeod. You sent me a letter telling me to report here at half past two.
Sister	That's right, Mr. McLeod. Would you come in and sit down, please? We have to fill in an admission card.
Patient	Thank you.
Sister	Now, your surname is McLeod—would you mind spelling it, please?
Patient	M C capital L E O D.
Sister	Thank you. And your Christian names?
Patient	Peter John.
Sister	Where do you live?
Patient	26 Greenend, Waterbeach.
Sister	Are you on the phone?
Patient	Yes. Waterbeach 234.
Sister	And when were you born?
Patient	21st December 1979.
Sister	Are you married?
Patient	Yes, I am.

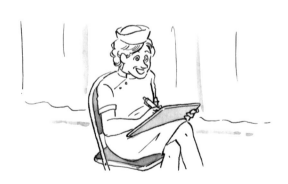

p.40 に続く

以下は彼らの会話内容です。
（この会話をもとに，看護師長が pp.36 ～ 37 に示した入院カードに記入した）

患者　　　恐れ入りますが，看護師さん。こちらはディクソン病棟ですか？
看護師長　はい，ディクソン病棟です。
患者　　　ところで，私はピーター・マックレオードです。2 時 30 分にここへ来るようにとの手紙をいただいたのですが。
看護師長　そのとおりです，マックレオードさん。どうぞお入りになってお座りくださいませんか？　入院カードに記入しなければなりませんので。
患者　　　ありがとう。
看護師長　さて，あなたの姓はマックレオード――綴りを言ってくださいませんか？
患者　　　エム・シー・大文字エル・イー・オー・ディーです。
看護師長　ありがとう。ではクリスチャンネームは？
患者　　　ピーター・ジョンです。
看護師長　どちらにお住まいですか？
患者　　　ウォータービーチ，グリーンエンド 26 番地です。
看護師長　電話はありますか？
患者　　　はい。ウォータービーチ 234 です。
看護師長　ではお生まれはいつですか？
患者　　　1979 年 12 月 21 日です。
看護師長　結婚しておられますか？
患者　　　はい，しています。

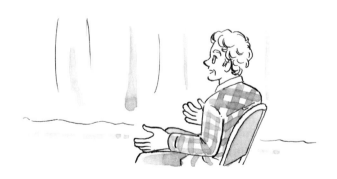

p.41 に続く

Sister	And what's your occupation?
Patient	I'm a carpenter.
Sister	What's your religion?
Patient	Church of England.
Sister	It says here, 'Name and address of next of kin'. Who is your nearest relation?
Patient	My wife, Mary.
Sister	And you live at the same address?
Patient	Yes, of course.
Sister	Now, who is your family doctor?
Patient	Dr. Beale.
Sister	And his address?
Patient	The Oaks, High Street, Landbeach.
Sister	Do you know which doctor is in charge of your case?
Patient	Er... I believe it's Dr. Thorpe.
Sister	Ah yes. Mr. Thorpe—he's a surgeon, you see. Well, thank you, Mr. McLeod. If you would just wait here for a few minutes, I'll get a nurse to come and take care of you.

Important words and phrases

admission	next of kin
report to ...	family doctor
fill in ...	
occupation	in charge of ...
carpenter	

看護師長	ではご職業は？
患者	大工です。
看護師長	宗派は？
患者	英国国教会です。
看護師長	ここに「最近親者の名前と住所」と書いてあります。あなたの最近親者はどなたですか？
患者	私の妻，メアリーです。
看護師長	では同じ住所にお住まいですね？
患者	はい，もちろんです。
看護師長	さて，ファミリー・ドクターはどなたですか？
患者	ビール先生です。
看護師長	では住所は？
患者	ランドビーチ，ハイ・ストリート，ゼ・オークスです。
看護師長	あなたは担当医をご存じですか？
患者	あのー……ソープ先生だと思います。
看護師長	ああそうです。ソープ先生――彼は外科医ですからね。では，ありがとうございました，マックレオードさん。ここでちょっとお待ちくださいね，看護師を呼んであなたのお世話をさせます。

重要語句

入院
…に来院する
…に書き入れる
職業
大工

最近親者（kin は親族関係のこと）
ファミリー・ドクター，家庭医（かかりつけの医師）
（病状）の管理をしている

5.2　ナースとの会話：病室内

A nurse who is taking t.p.r. has a chat with Mr. Smith

Patient	Hello, nurse.
Nurse	Hello, Mr. Smith, how are you feeling this morning?
Patient	Not too bad, thanks, but I am feeling a bit queasy.
Nurse	Have you been sick?
Patient	Not this morning, but I was sick as a dog just after you went off duty yesterday afternoon.
Nurse	Oh? After you'd had your tea?
Patient	No. Before tea. All of a sudden I was violently sick.
Nurse	Did you have nausea before you were sick?
Patient	Pardon?
Nurse	Did you feel queasy before you were sick?
Patient	No. It came on suddenly.
Nurse	Did you have any pain?
Patient	No. None at all. I was feeling fine. Then I was sick. Then I felt fine again.
Nurse	But you're feeling a bit queasy now?
Patient	Well, I'm not really sure, perhaps I'm imagining it.
Nurse	It's nothing to worry about. We'll tell Dr. Higgins when he does his round and see what he says.
Patient	I suppose it could have been the chocolates.
Nurse	Chocolates?
Patient	Well, I had visitors yesterday afternoon, you know. They brought me a box of Black Magic. I was a bit lonely when my visitors went ... there's one chocolate left ... would you like it?

Important words and phrases

t.p.r.	as sick as a dog
	to go off ...
queasy	nausea

体温，脈拍，呼吸をとっているナースがスミスさんと雑談しています。

患者　　やあ看護師さん，おはよう。
ナース　おはよう。スミスさん，けさはご気分はいかがですか？
患者　　そう悪くないですよ。でも少しむかむかするんです。
ナース　吐きましたか？
患者　　けさは吐きませんが，きのうの午後，あなたが非番で帰った直後に犬のように吐いたんです。
ナース　まあ，お茶（午後遅くとる軽食）のあとにですか？
患者　　いいえ，お茶の前でした。急にひどく吐いたんです。
ナース　吐く前に悪心がありましたか？
患者　　なんですって？
ナース　吐く前にむかむかしましたか？
患者　　いいえ，突然吐いたんです。
ナース　いくらか痛みましたか？
患者　　いいえ，全然。吐いて気持ちよくなったんです。それからまた吐きました。そうしたら再び気分がよくなりました。
ナース　でも今，少しむかむかするんでしょう？
患者　　そうね，どうもはっきりしないんです。多分自分でそう思っているせいですね。
ナース　ご心配はないと思いますよ。ヒギンス先生が回診の際にお話を伺ってみます。
患者　　どうもチョコレートのせいではないかと思います。
ナース　チョコレートですって？
患者　　ええ，きのうの午後見舞い客がありましてね。ブラック・マジック1箱を持ってきたんです。客が帰ったらちょっと心細くなって……チョコレートが1つ残っていますが……いかがですか？

重要語句

temperature, pulse, and respiration の略語。
（胃が）飲食物を受け付けない，むかむかする
犬のように吐いて
…から外れる，…から離れる
悪心（腹部の不快感）

5.3　医師との面接：咳と高熱

A patient with chest trouble and a high temperature has come to the casualty and emergency department of a hospital. Here is part of the interview between the patient and a doctor

Doctor　Good afternoon, Mrs. Williams. I'm Doctor Martin. Now, you're having some trouble with your chest, aren't you?
Patient　Yes, doctor, I am. I've got a terrible cough and a pain down here in my chest.
Doctor　How long have you had the cough?
Patient　Oh, it started about a month ago ... a nasty tight cough ... then it seemed to go away. Then, about a week ago, it came back again.

Doctor　Are you bringing anything up when you cough?
Patient　Yes. The last couple of days I've been bringing up sticky, reddish-brown phlegm.
Doctor　Next time you bring something up, I'd like you to spit it into this mug, please.
Patient　O.K.
Doctor　Do you smoke much?
Patient　No ... not really. Fifteen to twenty a day.
Doctor　Have you ever coughed up any blood?
Patient　No, never.
Doctor　Have you had a temperature?
Patient　Well, I've been feeling feverish for two or three days. I took my temperature this morning ... just before I came here ... and it was 102. Oh, I feel awful!

Important words and phrases

chest trouble	to bring something up
a tight cough	phlegm
	to cough up

胸部疾患と高熱を持つ患者が病院の救急部へ搬送されてきました。ここにこの患者と医師との間の面接の一部を示しましょう。

医師　　今日は，ウィリアムズ夫人。私はドクター・マーティンです。ところで，胸部に具合の悪いところがあるそうですね？
患者　　ええ，先生，そうなんです。咳がひどく，胸のこのあたりが痛みます。
医師　　咳はどのくらい続いていますか？
患者　　えーと，1か月ほど前に始まって……いやな乾性の咳でした……その後なくなったように思えたのですが，そうしたら，1週間くらい前に，また始まったんです。
医師　　咳をするとき痰が出ますか？
患者　　ええ。ここ2,3日ねばねばした，赤褐色の痰が出てきます。

医師　　今度何か出てきたら，この入れ物の中に吐いてくださいね。

患者　　分かりました。
医師　　たばこはたくさん吸いますか？
患者　　いいえ……そんなには。1日15本から20本です。
医師　　喀血したことはありますか？
患者　　いいえ，まったくありません。
医師　　熱は出ましたか？
患者　　ええ，2,3日間ずっと熱っぽいんです。けさ体温を計ったら……ここへ来る直前ですが……102°F（38.9℃）でした。ああ，気分が悪い！

重要語句

胸部疾患
痰を伴わない乾性の咳➡
　「痰を伴う湿性の咳」は
　a loose cough と言う。

咳出する（胸部疾患），吐く（消化管病変）
粘液分泌物，痰
咳をして喀出する

5.4　医師との面接：胃疾患の既往歴

Stomach trouble

Mr. Mills has a history of stomach trouble. He has an appointment at a medical out-patients' clinic at 14 : 30 on Monday, July 1st. He arrives on time, and after a few minutes, the doctor is ready to see him.

Doctor　Good afternoon. Mr. Mills, isn't it?
Patient　Yes. Good afternoon, doctor.
Doctor　Sit down, please. Now, let me see, you've been having trouble with your stomach, haven't you?
Patient　Yes. I have this pain, and now my stools are all black and tarry.
Doctor　How long have you had the pain?
Patient　Oh, for about two years. But it's been getting much worse since the beginning of May.
Doctor　Do you have it all the time?
Patient　No, it comes on about an hour to an hour and a half after I've had a meal.
Doctor　Does it last long?
Patient　No. I usually have a biscuit and a glass of milk, and then it goes off.

Doctor　Have you ever vomited any blood?
Patient　Never.
Doctor　Have you been feeling weak or tired or cold?
Patient　Well, I have been feeling a bit weak since I came home from my holidays.
Doctor　When was that?
Patient　Three weeks ago.
Doctor　For how long have you been passing these tarry stools?
Patient　Since last Friday.
Doctor　Are they loose?
Patient　No, they're not. They're all black and hard.

p.48 に続く

胃疾患
　ミルズさんには胃疾患の既往歴があります。彼は7月1日，月曜の14時30分に内科の外来患者クリニックに予約があります。彼は定刻に着き，数分後に，医師は診察の用意ができました。

医師　　今日は。ミルズさんですね？
患者　　はい。今日は，先生。
医師　　どうぞお座りください。ところで，ええと，胃がずっと痛んでお困りだそうですね？
患者　　ええ。痛みがあり，目下は便がすっかり黒ずんでタール状です。
医師　　痛みだしてどのくらいになりますか？
患者　　そう，約2年です。しかし5月の初め以来ますますひどくなってきています。
医師　　いつも痛みますか？
患者　　いいえ，食後1時間か1時間半くらいで痛みだします。

医師　　痛みは長く続きますか？
患者　　いいえ。私は普通ビスケット1個とコップ1杯の牛乳をとるんです。すると痛みは消えます。
医師　　吐血したことがありますか？
患者　　ありません。
医師　　体が弱ったり，疲れたり，寒気がしたりしませんか？
患者　　そうですね，休暇から帰って以来少し弱ってきています。

医師　　それはいつでした？
患者　　3週間前です。
医師　　タール便が出るようになってどのくらいですか？
患者　　先週の金曜日からです。
医師　　便は軟らかですか？
患者　　いいえ，軟らかではありません。とても黒く硬いんです。

p.49に続く

Doctor   How often do you have your bowels open?
Patient Once a day. I usually take a laxative.
Doctor   Well, thank you, Mr. Mills. Now would you mind undressing? I'd like to examine you.

Important words and phrases

(medical) history	vomit
stool	loose
tarry	have *one*'s bowels open
go off	laxative

Diagram of the digestive system and associated glands
消化器系と連合腺の図

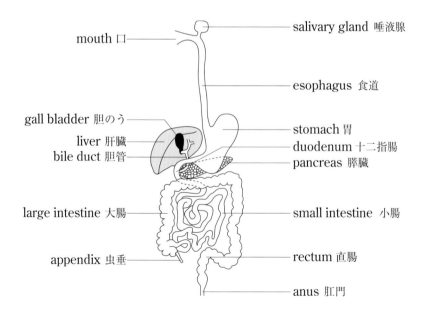

医師	便通は何回ですか？
患者	1日1回です．いつも緩下剤を服用しています．
医師	じゃあ，ありがとう，ミルズさん．では脱衣してくださいませんか？ 診察したいので．

重要語句

病歴	（胃から口を通して）吐く
便	（便通が）ゆるい
タール状の	通じがある
（痛みが）消える	緩下剤（腸管の動きを高める治療薬）

タール便から分かること

　タール便（まっ黒な便）は，上部消化管に相当量の出血があったことを示します．胃潰瘍，十二指腸潰瘍，胃がんなどの疑いがあります．

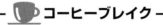 コーヒーブレイク

処方箋の書き出しに用いる記号"℞"って何？

　℞　この記号は，"Recipe 処方せよ"という意味を表します．この記号の付された欄に薬剤名と分量を記載し，次いで使用法の指示を書きます．これは，保護と回復の神 Horus の眼を表す古代エジプト文字が"R"に似た形であったことに由来します．

　ちなみに"Recipe レシピ"は，調理法を意味する語として日本でも広く使われています．語源的にも興味深いものがありますね．

第6章　長文で学ぶ：読解と文章作成

　この章では，脈拍，呼吸・咳と痰，吐物，尿，皮膚に関する長文を読み，やや高度な英語医学用語を学びましょう。重要語句の意味と症状の簡単な説明《一言解説》を付けました。

　英文作成能力の向上のために，日本語の文章を英語に変換する訓練も併せて行いましょう。

6.1 Pulse

The pulse is the wave of distension produced in the arteries when the left ventricle of the heart contracts and pumps blood into the aorta. It is most easily felt where a large superficial artery crosses a bone. The most convenient point is on the anterior surface of the wrist, where the radial artery crosses the radius.

The pulse rate is the frequency of the heart beat. This can vary considerably. The normal pulse rate of some adults is as slow as 50 per minute, and others as fast as 90 per minute: the average is said to be 72. In the infant, the pulse rate can be as rapid as 140.

The pulse volume indicates the amount of blood in circulation, and the propulsive power of the heart.

The pulse rhythm is normally even in time and force, but irregularities occur in health and in illness. In all cases where irregularities are noted, the heart apex beat is counted. The apex beat can be located in the fifth intercostal space about two inches to the left of the sternum.

脈　拍

　脈拍とは，心臓の左心室が収縮し血液を大動脈へ送り出す際に動脈内で生ずる拡張波動である。太い表在動脈が骨と交叉する所で，最も容易に触れられる。最も便利な個所は手首の前面の，橈骨動脈が橈骨の上を走る所である。

　脈拍数は心臓拍動の頻度である。かなりのバラツキがある。成人の正常脈拍数は，1分間に50くらいと遅い人もいるが，中には1分間に90くらいと速い人もいる：平均は72と言われている。乳児では，脈拍数は140くらいと速いこともある。

　脈拍容積は循環中の血液量および心臓の拍出力を示す。

　正常では，脈拍律動は時間も強さも一定である。しかし，不規則性は健康時にも疾病時にも起こる。不整脈が認められる症例ではすべて，心尖拍動が計算される。心尖拍動は，胸骨の左側約2インチの第5肋間隙で確認できる。

Important words and phrases

distension	radius
artery	pulse rate
ventricle	infant
contract	pulse volume
aorta	propulsive
superficial	pulse rhythm

Diagram of the thoracic cage　胸郭の図

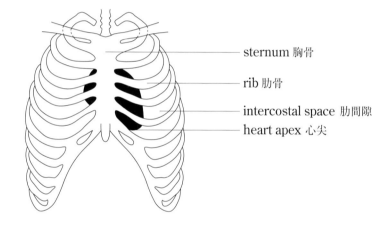

重要語句

拡張	橈骨(とうこつ)
動脈	脈拍数
心室	乳児
収縮する	脈拍容積
大動脈	拍出の，推進の
表在の，表面の	脈拍律動

《一言解説》頻脈と徐脈

　心臓に異常のあるときは脈拍数が増えます。心筋疾患，心臓弁膜症，心筋梗塞などのときです。便宜上，成人で毎分100以上を頻脈と言います。心臓ブロック，洞不全症候群では逆に脈が少なくなります。毎分60以下を徐脈と言います。

●次の文章を英語で書いてみましょう。

1. 脈拍とは，心臓の左心室が収縮し血液を大動脈へ送り出す際に動脈内で生ずる拡張波動である。

2. 成人の正常脈拍数は，1分間に50くらいと遅い人もいるが，中には1分間に90くらいと速い人もいる。

3. 正常では，脈拍律動は時間も強さも一定である。しかし，不規則性は健康時にも疾病時にも起こる。不整脈が認められる症例ではすべて，心尖拍動が計算される。

（答えは，6.1 Pulse 掲載の英文参照）

6.2 Respiration, the Cough and Sputum

Respiration

Changes in the rate and type of respiration are one of the principal symptoms of disorders of the respiratory system. They are also symptoms of diseases affecting other parts of the body. Respiratory disturbances can be seen in cardiac disease, cerebral depression, uremia and diabetic coma.

When observing a patient, the rate and depth, and the ease or difficulty of breathing are noted. It is also important to observe whether breathing is noisy or quiet.

The Cough and Sputum

Coughing is a reflex action which occurs when the respiratory passages are irritated. Coughing expels irritants such as excess sputum and foreign bodies from the respiratory tract. A cough is known as non-productive when no sputum is expectorated, and when sputum is expectorated, the cough is known as productive.

Important words and phrases

symptom
respiratory system
cardiac
cerebral depression

uremia
diabetic coma
expectorate

呼吸，咳と痰

呼吸
　呼吸数と型の変化は，呼吸器系疾患の主要症状の1つである。それらはまた，身体の他の部分を侵している疾患の症状でもある。呼吸障害は心疾患，脳機能低下，尿毒症および糖尿病性昏睡でも見られる。

　患者の観察にあたっては，呼吸数や深度，また呼吸の容易さあるいは困難さに注目する。呼吸が騒々しいのか静かなのかを観察することも重要である。

咳と痰
　咳とは，気道が刺激されたときに起こる反射作用である。咳は，気道から過剰な痰や異物のような刺激物を放出する。咳は，痰が喀出されない場合はnon-productive（痰を伴わない乾性の咳），そして痰が喀出される場合はproductive（痰を伴う湿性の咳）と識別される。

重要語句
症状　　　　　　　　　　　尿毒症
呼吸器系　　　　　　　　　糖尿病性昏睡
心臓の　　　　　　　　　　（痰を）吐き出す
脳の機能低下

《一言解説》呼吸困難と痰の種類
　呼吸が苦しい状態は，呼吸に直接関係する臓器の異常で起こりますが，他の臓器の病気でも起こります。肺炎で広く肺を侵されると呼吸困難が強く現れます。高齢者では，肺気腫が原因で呼吸困難となることが多い。心臓に病気があると，肺にうっ血が起こることがあり，息切れの原因となります。
　痰は，水のように薄い痰，粘液，膿，泡，血液や異物を含むものなどいろいろあります。痰の検査は病気の診断に極めて有用です。

Diagram of the respiratory system　呼吸器系の図

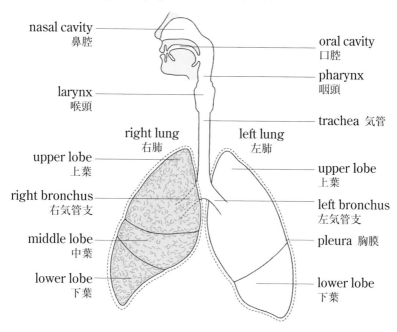

6.3 Vomitus

When a patient is sick, the contents of the stomach are ejected through the mouth. These ejected stomach contents are correctly known as vomitus. Vomitus usually consists of partially-digested food, but may consist of bile, blood or a foul-smelling, brown fluid. Vomiting, or emesis, is one of the principal symptoms of disorders of the digestive system but it is also a symptom of many other illnesses.

p.58 へ続く

●次の文章を英語で書いてみましょう。

1. 呼吸障害は心疾患，脳機能低下，尿毒症および糖尿病性昏睡でも見られる。

2. 患者の観察にあたっては，呼吸数や深度，また呼吸の容易さあるいは困難さに注目する。

3. 咳は，痰が喀出されない場合は乾性の咳，そして痰が喀出される場合は湿性の咳と識別される。

（答えは，6.2 Respiration, the Cough and Sputum 掲載の英文参照）

吐　物

患者はむかむかすると，胃の内容物を口を通して吐き出す。これらの吐き出された胃の内容物は，正確には吐物と規定される。吐物は，通常は部分的に消化された食物から成るが，胆汁，血液，または悪臭のある褐色の流体から成ることもある。嘔吐 (vomiting つまり emesis) は，消化器系疾患の主要症状の1つであるが，また多くの他の病気の症状でもある。

p.59 へ続く

When vomiting is a symptom, the consistency of the vomitus and the frequency of vomiting are noted. The patient is asked whether nausea precedes vomiting, if pain is present and whether it is relieved by vomiting. It is also important to ascertain whether vomiting occurs in connection with the taking of food and, if it does, whether it occurs immediately after or some time after a meal.

Important words and phrases

consist of ...	consistency
bile	frequency
foul-smelling	nausea
digestive system	in connection with ...

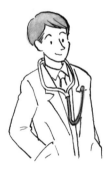

嘔吐が症状として現れた場合，吐物の性状と嘔吐の頻度に注意する。患者に悪心が嘔吐に先駆けてあるか，苦痛があるか，また嘔吐により苦痛が和らぐかどうかを尋ねる。嘔吐が食物の摂取に関連して起こるかどうか，そして，もしそうなら，食後直ちにか，あるいは時間が経ってから起こるのかどうかを確かめることもまた重要である。

重要語句
(部分・要素)から成る　　　　濃度，性状
胆汁　　　　　　　　　　　　回数，頻度
悪臭のある　　　　　　　　　悪心(吐き気のこと)
消化器系　　　　　　　　　　…と関連して

《一言解説》吐き気・嘔吐の原因
　吐き気や嘔吐は，胃や腸に原因がある場合と，他に原因がある場合とがあります。腹痛を伴うときは急性胃炎が多く，急性腸炎，また食中毒のこともあります。胃がんで胃の出口が狭くなっていると，食べてしばらくしてから吐きます。食道がんでは飲み込みにくくなり，食べてもすぐ吐くと言います。

●次の文章を英語で書いてみましょう。
1. 患者はむかむかすると，胃の内容物を口を通して吐き出す。

2. 吐物は，通常は部分的に消化された食物から成るが，胆汁，血液，または悪臭のある褐色の流体から成ることもある。

3. 嘔吐が食物の摂取に関連して起こるかどうか，そして，もしそうなら，食後直ちにか，あるいは時間が経ってから起こるのかどうかを確かめることもまた重要である。

(答えは，6.3 Vomitus 掲載の英文参照)

6.4 Urine

Normal urine is an amber fluid which consists of approximately 96% water, 2% urea and 2% salts. It has a slightly acid reaction, and a specific gravity of between 1.004 and 1.025. The amount of urine passed depends on the fluid intake and the needs of the body. When the fluid intake is decreased, or when there is profuse sweating, excessive emesis or diarrhea, the volume of urine passed is decreased. It is darker and has a higher specific gravity than usual.

When the fluid intake is increased, and in cold weather, the volume of urine passed is increased. It is lighter and has a lower specific gravity than usual.

Important words and phrases

urine	specific gravity
amber	intake
urea	diarrhea

Diagram of the urinary system　尿路系の図

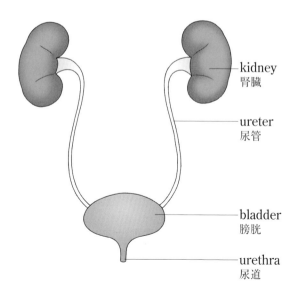

kidney
腎臓

ureter
尿管

bladder
膀胱

urethra
尿道

尿

　正常な尿は，およそ96％の水分，2％の尿素および2％の塩類とから成る琥珀色の液体である。尿は，わずかな酸性反応と1.004と1.025の間の比重を示す。排泄される尿量は，水分の摂取量と体の生理的要求に左右される。摂取水分が減ったり，おびただしい発汗，過度の嘔吐または下痢があったりすると，排泄される尿量は減少する。その場合の尿は，ふだんより色が濃く高い比重を示す。

　摂取水分が増えたり，天候が寒かったりすると，排泄される尿量は増加する。尿はふだんより色が薄く低い比重を示す。

重要語句

尿	比重
琥珀色（の）	摂取
尿素	下痢

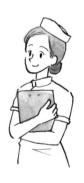

次の用語は，尿排泄の異常を述べるのに使用されます。

- **polyuria**（多尿）…排泄される尿量が増加。➡ polys はギリシャ語で"many 多量"，-uria は接尾語で"urine 尿"という意味。
- **oliguria**（乏尿）…排泄される尿量が減少。➡ oligos はギリシャ語で"little 乏しい"，-uria は"urine 尿"という意味。
- **dysuria**（排尿障害）…困難な排尿。➡ dys はギリシャ語で"difficult 困難な"，-uria は"urine 尿"という意味。
- **retention**（尿閉）…腎臓による尿排泄はあるが膀胱に停滞すること。➡ retentio はラテン語で"hold firmly 停留"という意味。
- **incontinence**（失禁）…排尿のコントロール欠如。➡ incontinentia はラテン語で"absence of control 自制できない"という意味。
- **hematuria**（血尿）…尿中に血液が存在すること。➡ haima はギリシャ語で"blood 血液"という意味。
- **proteinuria**（タンパク尿）…尿中にタンパク質が存在すること。➡ ギリシャ語の prōtos から"protein タンパク質"。

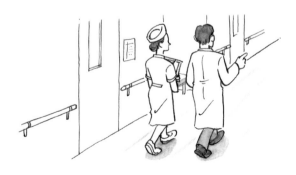

《一言解説》尿の検査と所見
　尿の検査は，腎臓や膀胱の異常にとどまらず，心臓，肝臓，代謝・ホルモンの病気を含めて，多くの疾患の診断に有用です。時間の経過による変化を避けるために，採尿直後の新鮮尿を使うのが原則です。
　多尿は糖尿病の症状であり，血尿は腎疾患，尿管結石，膀胱炎や膀胱腫瘍によって起こります。タンパク尿は，急性糸球体腎炎やネフローゼ症候群が疑われます。

●次の文章を英語で書いてみましょう。
1. 正常な尿は，およそ96％の水分，2％の尿素および2％の塩類とから成る琥珀色の液体である。

2. 摂取水分が減ったり，おびただしい発汗，過度の嘔吐または下痢があったりすると，排泄される尿量は減少する。

3. 摂取水分が増えたり，天候が寒かったりすると，排泄される尿量は増加する。

（答えは，6.4 Urine 掲載の英文参照）

6.5 The Skin

The skin is the outer covering of the body. It consists of two coats: the epidermis and the dermis. Beneath these, there is a layer of adipose tissue which connects the skin to the underlying structures. This layer is known as the subcutaneous layer.

The skin is usually warm, dry and elastic, but changes in its condition can occur both in illness and in health. The skin of patients who are dehydrated as a result of prolonged pyrexia is dry and inelastic. In some infectious diseases, it is hot and wet due to hyperpyrexia and profuse sweating. In cases of shock and hemorrhage, it is cold and clammy. In skin diseases, it can be either excessively moist or excessively dry and scaly.

The color of the skin can also vary considerably. It can be flushed in pyrexia, pallid in shock, cyanosed in anoxemia or yellowish in jaundice.

Important words and phrases

subcutaneous	clammy
	excessively
elastic/inelastic	scaly
dehydrate	
pyrexia	pallid
infectious disease	cyanosed
hyperpyrexia	anoxemia
	jaundice
hemorrhage	

皮　膚

　皮膚は体外面の被覆である。2つの被膜から成る：表皮と真皮である。これらの真下に，皮膚を皮下組織に結合する脂肪組織の層がある。この層は皮下層として知られている。

　皮膚は通常温かく，乾いていて弾力性があるが，性状の変化は病気のときにも健康時にも起こる。長期の発熱の結果として脱水症状になった患者の皮膚は，乾燥し弾力性がない。ある種の感染症では，皮膚は超高熱とおびただしい発汗のため熱く湿気がある。ショックと出血の場合には，皮膚は冷たくべとべとする。皮膚疾患では，非常に湿っているか，あるいは過度に乾燥し落屑状かどちらかである。

　皮膚の色もまたかなり変化する。熱病では赤らみ，ショックでは青白くなり，無酸素血症では青味を帯び，黄疸では黄色がかる。

重要語句

皮下の ➡ sub- は「下の」を意味する接頭語。
弾力性のある／弾力性のない
脱水する
発熱（状態）
感染症
超高熱 ➡ hyper- は「超」を意味する接頭語。
出血

べとべとする
過度に，非常に
落屑状，（うろこのように）はげ落ちる
青白い，青ざめる
青味がかった
無酸素血症
黄疸

Diagram of a section of the skin 皮膚の切片図

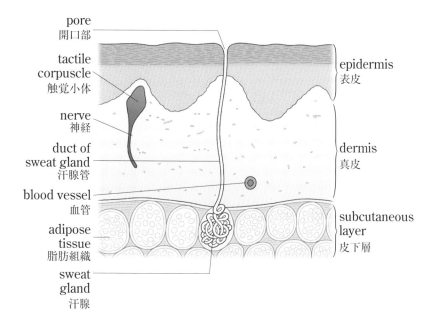

上図中の次の用語は，ギリシャ語やラテン語に由来します。

- **tactile corpuscle**（触覚小体）➡ tactile はラテン語の tactilis（触覚の）から。corpus は同じくラテン語の cor'poris ="body 体"から。解剖学的部分や構造を指すのに使われる。

- **epidermis**（表皮）➡ epi- はギリシャ語の接頭語で，「上の」または「上方の」の意味。dermis はギリシャ語の derma ="skin 皮膚"。

- **subcutaneous layer**（皮下層）➡ sub- はラテン語の接頭語で，「下の」または「下方の」の意味。cutis はラテン語で"skin 皮膚"のこと。

《一言解説》皮膚病
　皮膚病には，湿疹やほくろのように皮膚に限られる病気と，全身の病気の一部として，また肝臓，腎臓，胃，腸など内臓病変の影響で皮膚病変を生じるものがあります。「皮膚は内臓の鏡」と言われています。

●次の文章を英語で書いてみましょう。
1. 皮膚は体外面の被覆である。2つの被膜から成る：表皮と真皮である。

2. 皮膚は通常温かく，乾いていて弾力性があるが，性状の変化は病気のときにも健康時にも起こる。

3. 皮膚の色もまたかなり変化する。熱病では赤らみ，ショックでは青白くなり，無酸素血症では青味を帯び，黄疸では黄色がかる。

　　　　　　　　　　　　　（答えは，6.5 The Skin 掲載の英文参照）

 コーヒーブレイク

「全身麻酔」発見者はだれ？
　ジョージア州の開業医 Crawford Long は，1842年にエーテルによる全身麻酔で最初の外科手術に成功しましたが，なぜか1849年までそれを発表しませんでした。このときの麻酔と手術の料金2ドルと書かれた James Venable 宛の請求書が，今でも保存されていると言います。
　一方，ニューイングランド州の2人の医師 William Morton と Horace Wells，そして薬剤師 Charles Jackson は，1846年にそれぞれ別々にエーテルの麻酔作用を発見しました。その後，マサチューセッツ総合病院（MGH）でエーテル麻酔を使った公開手術が行われ，この方法は急速に世界中に広まることになりました。
　それらに先駆けて，1804年に日本で，華岡青州（はなおかせいしゅう）が通仙散（つうせんさん）による全身麻酔で乳がんの手術に成功しています。しかし，明治以降，西洋医学が紹介されると，この麻酔法は継続されなくなりました。

第 7 章　医学英語は分解して覚える

7.1　医学用語の語数と由来

　医学英和大辞典には 20 万語を超える用語が収録されており，更に年間約 2,000 語の新しい造語が生まれていると言います。このような膨大な用語をすべて記憶することは，専門家といえども困難でしょう。

　医学用語は，ギリシャ語とラテン語に由来するものが約 75％を占めており，とくにギリシャ語からの派生語と結びついた複合語の数が圧倒的です。このような複合語を構成する要素を知り，接頭語 prefix，接尾語 suffix，語根 root に分解して学ぶことが，医学用語を理解する早道です。

7.2　医学の分野と単語の解剖

　医学の関連領域は広く，最近では，遺伝子操作を含む分子レベルの研究技術や成果が臨床系にも盛んに導入されています。ここでは，主だった医学の分野と学問名をアルファベット順に並べてみました。

　各単語の要素を分解して理解するために，これから先は，ギリシャ語由来の語には G.，そしてラテン語由来の語には L. の印を付して意味を表示します。また，それぞれの語の形容詞形と，医師や学者・研究者を指す名詞形も併せて→のあとに示します。

- **anatomy**（アナトミー）解剖学
  ana- 接頭語 "up 完全" ＋ G. temnein "to cut 切る"
  → anatomic, anatomical 解剖（学）の→ anatomist 解剖学者
- **anesthesia**（アネスセージア）麻酔（法）
  anesthesiology（アネスセージオロジー）麻酔学
  an- 接頭語 "無" ＋ G. aisthēsis "sensation 感覚"
  → anesthetic 麻酔の→ anesthetist 麻酔科医，anesthesiologist 麻酔学者
- **biochemistry**（バイオケミストリー）生化学
  bio- G. bios "life 生命" ＋ chemistry 化学
  → biochemical 生化学の→ biochemist 生化学者

- **biology**（バイオロジー）/**molecular**（モレキュラー）生物学/分子
  bio- ＋ -logy 学問
  → biologic, biological 生物学（的）の→ biologist 生物学者
- **cardiology**（カーディオロジー）心臓（病）学
  cardio- **L.** kardia "heart 心臓" ＋ -logy 学問
  → cardiac 心臓の→ cardiologist 心臓（病）学者
- **dermatology**（ダーマトロジー）皮膚科学
  dermato- **G.** derma, dermatos "skin 皮膚" ＋ -logy 学問
  → dermatologic, dermatological 皮膚（科学）の
  → dermatologist 皮膚科医，皮膚病学者
- **endocrinology**（エンドゥクリノロジー）内分泌学
  endocrino-, endo- "within 内部" ＋ **G.** krinein "to separate 分離する" ＋ -logy 学問
  → endocrinologic, endocrinological 内分泌（学）の
  → endocrinologist 内分泌学者
- **gastroenterology**（ガストロエンテロロジー）胃腸病学
  gastro- **G.** gastēr "stomach 胃" ＋ **G.** enteron "intestine 腸" ＋ -logy 学問
  → gastroenterologic, gastroenterological 胃腸病（学）の
  → gastroenterologist 胃腸病学者
- **genetics**（ジェネティクス）遺伝学
  G. gennan "to produce 生み出す" ＋ -ics ➡ -ics は，今日では「…学」「…術」を表す接尾語として使われている。
  → genetic, genetical 遺伝（学）の→ geneticist 遺伝学者
- **gynecology**（ガイネコロジー）婦人科学
  gyneco- **G.** gynē, gynaikos "women 婦人" ＋ -logy 学問
  → gynecologic, gynecological 婦人科（学）の→ gynecologist 婦人科医
- **hematology**（ヘマトロジー）血液学
  hemato- **G.** haimatos "blood 血液" ＋ -logy 学問
  → hematologic, hematological 血液（学）の→ hematologist 血液学者
- **histology**（ヒストロジー）組織学
  histo- **G.** histos "web, tissue 組織" ＋ -logy 学問
  → histologic, histological 組織（学）の→ histologist 組織学者

- **immunology**（イミュノロジー）免疫学
  immuno- **L.** immunis "free 自由な" + -logy 学問
  → immunologic, immunological 免疫（学）の→ immunologist 免疫学者
- **medicine**（メディシン）内科学
  L. medicina, medicus
  → medical 内科学の→ physician 内科医
  ➡ medicine はほかに，「薬剤，薬物」や「医学，医療」を意味する語としても使用される。誤用を避けるために「内科学」を internal medicine,「内科医」を internist と呼ぶ人もいる。
- **microbiology**（マイクロバイオロジー）微生物学
  micro- **G.** mikros "small 小さい" + biology
  → microbiological 微生物学の→ microbiologist 微生物学者
- **neurology**（ニュロロジー）神経病学
  neuro- **G.** neuron "nerve 神経" + -logy 学問
  → neurologic, neurological 神経学の，神経系の
  → neurologist 神経（病）学者
- **obstetrics**（オブステットリクス）産科（学）
  L. obstetrix "midwife 助産婦"
  → obstetric, obstetrical 産科（学）の→ obstetrician 産科医
- **oncology**（オンコロジー）腫瘍学
  onco- **G.** onkos "mass, bulk かたまり，集団" + -logy 学問
  → oncologic, oncological 腫瘍（学）の→ oncologist 腫瘍学者
- **ophthalmology**（オフサルモロジー）眼科学
  ophthalmo- **G.** ophthalmos "eye 眼" + -logy 学問
  → ophthalmologic, ophthalmological 眼科（学）の
  → ophthalmologist 眼科医
- **orthopedics**（オーソペディックス）整形外科（学）
  ortho- **G.** orthos "straight まっすぐな" + **G.** pais "child 子供，小児"
  → orthopedic 整形外科の→ orthopedist 整形外科医
- **otolaryngology**（オトラリンゴロジー）耳鼻咽喉科（学）
  oto- **G.** ōtos "ear 耳" + laryngo- **G.** larynx "喉頭" + -logy 学問
  → otolaryngological 耳鼻咽喉科の→ otolaryngologist 耳鼻咽喉科医

- **pathology**（パソロジー）病理学
  patho- **G.** pathos "disease 病気，疾患" + -logy 学問
  → pathologic, pathological 病理学の → pathologist 病理学者
- **pediatrics**（ペディアトリクス）小児科学
  pedia- **G.** pais, paidos "child 子供，小児" + **G.** iatrikē "medicine 内科, surgery 外科"
  → pediatric 小児科学の → pediatrician 小児科医
- **pharmacology**（ファーマコロジー）薬理学
  pharmaco- **G.** pharmakon "drug 薬" + -logy 学問
  → pharmacologic, pharmacological 薬理学の → pharmacologist 薬理学者
- **physiology**（フィジオロジー）生理学
  physio- **G.** physis "nature 自然" + -logy 学問
  → physiologic, physiological 生理（学）的な → physiologist 生理学者
- **psychiatry**（サイカイアトリー）精神医学
  psych- **G.** psychē "mind 精神，心" + **G.** iatreia "healing 治癒, treatment 治療"
  → psychiatric 精神医学の → psychiatrist 精神（科）医
- **pulmonology**（パルモノロジー）肺臓学
  pulmono- **L.** pulmo, pulmonis "lung 肺" + -logy 学問
  → pulmonary 肺の → pulmonologist 肺学者
- **radiology**（レディオロジー）放射線（医）学
  radio- **L.** radius "ray 放射線" + -logy 学問
  → radiologic, radiological 放射線（医）学の → radiologist 放射線科医
- **surgery**（サージェリー）外科（学）
  L. chirurgia "外科"，**G.** cheir "hand 手" + ergon "work 仕事"
  → surgical 外科（学）の，外科手術（上）の → surgeon 外科医
- **toxicology**（トキシコロジー）中毒学，毒物学
  toxico- **G.** toxikon "poison 毒" + -logy 学問
  → toxicologic, toxicological 中毒（学）の → toxicologist 中毒学者
- **urology**（ユーロロジー）泌尿器科学
  uro- **G.** ouron "urine 尿" + -logy 学問
  → urologic, urological 泌尿器科学の → urologist 泌尿器科医

7.3　病棟と科部

名称を覚えましょう。

Medical Ward　内科病棟
Surgical Ward　外科病棟
Orthopedic Ward　整形外科病棟
Pediatric Ward　小児科病棟
Gynecological Ward　婦人科病棟
Dermatological Ward　皮膚科病棟
Urological Ward　泌尿器科病棟
Psychiatric Ward　精神科病棟
E.N.T. Ward　耳鼻咽喉科病棟 ➡ E.N.T は ear, nose, and throat の略。
Anesthetic Department　麻酔科
Emergency Department　救急部
X-ray Department　X 線科
Admission Department　入退院センター
Intensive Care Unit（略語：ICU）　集中治療室
Maternity Unit　産科
Dispensary, Pharmacy　薬局，薬剤部
Laboratory　検査室
Out-Patients' Clinic　外来
Operating Room　手術室

7.4　単語の覚え方

次のような文章にして，語形の変化を練習するとよいでしょう。

- Someone who studies **anatomy** is an **anatomist**.
  Where could you find an **anatomist**?
  In an **anatomical** department.
- Someone who studies and practices **dermatology** is a **dermatologist**.
  Where could you find a **dermatologist**?
  In a **dermatological** ward.

- Someone who studies and practices **medicine** is a **physician**.
  Where could you find a **physician**?
  In a **medical** ward.
- Somebody who studies and practices **pediatrics** is a **pediatrician**.
  Where could you find a **pediatrician**?
  In a **pediatric** ward.
- Somebody who studies and practices **surgery** is a **surgeon**.
  Where could you find a **surgeon**?
  In a **surgical** ward.（In an **operating** room.）

ついでに覚えましょう。
perform an operation　手術を施す（主語は医師）
undergo an operation　手術を受ける（主語は患者）
have an operation in the stomach　胃の手術を受ける（主語は患者）

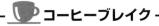　コーヒーブレイク

Hippocratic Oath ヒポクラテスの誓詞
　ギリシャの医師ヒポクラテス（紀元前460〜377）は医学の父と言われ，医師としての仕事を始める者が，神の名にかけて唱える誓詞を残したことで知られています。
　医術を教えてくれた人を親と同等に尊ぶこと。職業の原則，教義，教訓を遵守すること。患者のためになる養生法を書くこと。死を招くような薬を処方したり，死に至るような助言をしたりしないこと。清潔な生活と仕事を続けること。どの患家を訪れる際も患者のためだけに尽くすこと。職業，職業外，さらに日常生活から知り得た患者の秘密を守ること。
　紀元前に，医師の義務と責任をこれほど具体的に表明していることには驚きを禁じ得ません。プラトンやアリストテレスの言うとおり，ヒポクラテスは偉大な医師であったと言えるでしょう。

第8章　雑学と四方山話

8.1　faces と faeces*を取り違えた

　faces は医学的に「顔つき（現れた外見）」ですが，faeces は「便（排泄物）」という意味です。

　研修医になりたてのある若い医師が，英語で書かれた診断学のマニュアルを見て，患者に採便するよう指示を出しました。あとで指導医がそのマニュアルを見たところ，そこには「faces を観察せよ」と書かれていました。この医師は faces と faeces を勘違いしたのです。

　患者をよく見て視診 inspection することが正しい診断への第一歩ですね。

　　　　　＊ faeces：ラテン語と英語の綴りは同じ。feces は米語の綴り。

8.2　左利きと右利き─左利きは冷遇される？

　ラテン語の sinistromanual は,「左利きの」を意味します。sinistro- は "left 左"，manual は manus で "hand 手"，つまり left-handed という意味です。sinister, sinistrous には,「左」以外に「凶事を予感させる，縁起の悪い，不吉な」という意味もあります。左利きの人には "evil intention 悪意" があると考えられた時代があったのです。

　一方，"right 右" を表すラテン語の dexter, dexterous には,「吉兆を予感させる，縁起の良い，幸運な」といった意味もあります。左利きの人が冷遇されていたことは確かです。

　最近でも熱水と冷水用の蛇口工事をするとき，熱水用蛇口を向かって左，冷水用を右に置きますが，これには神経解剖学的な理由があると言います。大部分の人は右利きで，2つ並ぶ蛇口の向かって右に無意識のうちに手を伸ばす傾向があります。そこで起こりかねない不注意による熱傷を防ぐため，熱水用蛇口を左に据えるというのです。左利きの人が無意識のうちに手を伸ばしたらどうなることでしょう。

8.3　ビールの樽と恋人の胸は叩いてみる

"percussion 打診法", つまり指または打診槌で軽く叩き, 音の反応によって内部を診断する技術は, オーストリアの医師 Leopold Auenbrugger (1722〜1809) がはじめて開発しました。酒場の主人であった彼の父親は, ビールの樽を軽く叩いて中身の残量をチェックしていました。打診法の開発はこれをヒントにしたものなのです。あなたも恋人の胸部を軽く叩き, 愛情の深浅を診断してみましょう。

8.4　理髪師は外科医だった

中世時代は理髪師が外科手術を行っていました。そして理髪店の赤白交代縞の revolver は,「当店で外科手術を行います」ということを示す目印でした。当時, 一般人は字が読めなかったので, 図案によってその目印としたものです。赤は血液, 白は包帯のシンボルでした。

8.5　認知症と徘徊

「認知症」は dementia と言います。de- はラテン語の接頭語で「否定」,「欠如」を意味し, mentia は mens, 英語の "mind 心, 精神" のことです。

一度獲得した知能が後天的な疾患により, 社会生活や日常生活の持続が困難になる状態とされています。最も頻度が高いのが "Alzheimer-type dementia アルツハイマー型認知症" で, 全体の約半分を占めます。

日本では 65 歳以上の 15% にあたる約 460 万人, つまり 7 人に 1 人が認知症だそうですが, 予備軍を含めるともっと多いでしょう。日本は世界有数の「認知症大国」です。

警察に出された行方不明者の捜索願いは, 現在 1 万人を超えたとされます。介護施設で保護された女性の身元が, 7 年ぶりに判明したとの報道もありました。行方不明になった認知症の人を捜す全国的なネットワークの整備が急務です。

8.6　てんかんは脳卒中の後遺症か

米国の有名な内科学書の日本語版で見つかった誤訳です。Epilepsy comes

after cerebral apoplexy. この文を「てんかんは脳卒中の後遺症である」と訳しました。epilepsy は「てんかん」，cerebral apoplexy は「脳卒中」，come after ... は「…に続く」という意味なので，「後遺症」と訳したのでしょう。

てんかんは，大脳の神経細胞が過度に興奮することで発作を生ずる疾患です。一方，脳卒中は血管系に原因があって起こる疾患で，血管が閉塞する脳梗塞と，血管が破れて血液が脳を破壊する脳出血とがあります。両者の病態は異なります。この文は，疫学上の疾病の頻度を述べている個所にあるので，「てんかんは脳卒中に次いで多い」が正しい訳です。「てんかんは脳卒中の後遺症ではない」との指摘が読者からあって，誤訳が判明しました。

ちなみに後遺症とは，ある疾患に続いて，あるいはそれを原因として生じる疾病のことです。

8.7　testicle（精巣）に由来する語

ラテン語の testiculus は，英語では testicle または testis で「睾丸」のことですが，解剖学用語では「精巣」と言います。

古代ローマ法廷では，男のみが証言台に立つことを許されていて，証人は判事の前で外衣の裾をめくり，精巣があることを示すように義務づけられていました。testify（証明する），testimony（証言），testament（遺言）などは，すべて testicle に由来します。

ついでに，男性を示す♂印は古代ローマの軍神 Mars（マルス）の矢を，また女性を示す♀印は同じく古代ローマの愛と美の女神 Venus（ヴィーナス）の手鏡をかたどったものです。

8.8　hospice　ホスピス

ホスピスは終末期の患者を癒す施設です。hospice はラテン語の hospitium や hospes に由来する語で，もともとは巡礼者のための宿泊所を表しました。hospital（病院），hospitalize（入院させる），また hospitality（おもてなし）なども語源は同じです。

8.9　homosexuality　同性愛

海外では同性結婚を認めた国や地域が，欧米を中心に今や数多く存在しま

す．日本では法的には認められていないものの，同性同士が男女の夫婦と同様に暮らすことが以前ほど珍しくはなくなっています．実際に，東京都渋谷区では 2015 年 4 月，同性パートナーシップを結婚に相当する関係と認めて証明する条例が区議会で可決・成立し，話題になりました．東京都世田谷区や兵庫県宝塚市も要綱を制定するなど，あちこちの自治体でも追随する動きが見られます．

　homo- は，「同一」を意味するギリシャ語の連結形です．

8.10　quarantine　検疫（所）

　イタリア語の数詞 quarantina（40）に由来します．以前は伝染病の疑いがあれば 40 日間隔離され，その間発病しなければ自由の身となったのです．最近では，エボラ出血熱の流行で深刻な事態が続いたアフリカ諸国からの帰国者が，入国時に発熱や体調異常を認められた場合に検疫所への申告が勧告されました．

8.11　quack　いかさま医者

　「いかさま医者，もぐり医者，やぶ医者，にせ医者」のことです．動詞として用いると，「いんちき療法を施す」とか，「人をだまして誇大宣伝をする（売りつける）」という意味になります．大学病院の某医師に聞いた話では，quack よりひどいのが「土手医者」だそうです．「何も見（診）えない，お先真っ暗ということだよ．ハッハッハァ」

8.12　panic（パニック）の由来―パンの怒りはハンパじゃない

　ギリシャ神話の森林，原，牧羊の神は Pan（パン）です．頭，胸，腕は人間で，脚は山羊．長いあごひげがあり，角を生やしていました．

　暇さえあればごろ寝をしていましたが，なかなかの音楽家で，笛や笙が得意でした．性格は明るく陽気で好色的．その反面，短気なところがあり，昼寝を妨害されると森や洞窟から出てきて大声で怒り叫ぶので，相手は震え戦きました．これが"panic terror パンの恐怖"であり，"panic disorder パニック異常症"の由来です．

8.13　phobia（恐怖症）の由来──勇将の下に弱卒あり

　ギリシャ神話の軍神はマルス。ローマに進駐するまでは「無法者のアレス」と呼ばれていて，実に颯爽としていましたが，その部下のPhobos（ポボス）は，敵を見ると恐怖が先に立ち一目散に逃げ出しました。それで，Phobosの名は「敗走」の代名詞となりました。やがてその名は，"fear 恐怖"を指す語として使われるようになります。Phobosに由来するギリシャ語のphobeomai ポベオマイは，「恐れる」という意味です。

8.14　narcissism（ナルシシズム）──自己愛の物語

　ギリシャ神話に登場する"Narkissos ナルキッソス"は容姿端麗な少年で，言い寄る少女は多数いましたが，誰をも愛することができませんでした。
　ある日，狩りに疲れた身体を泉のほとりで休め，のどが渇いていたので，うずくまって泉の水を飲みました。そのとき，鏡のように透き通った水面に彼が見たものは……。
　自分の姿に恋をしたナルキッソスの悩みは大きく，身体は痩せこけ，生きる気力も失われていきます。古代ギリシャでは，夢の中で水に映る自分の姿を見るのは死の前兆とされていました。
　やがて，泉のほとりに白い水仙（narkissos）の花が咲きます──少年が変身したのです。

8.15　Abbreviation　略語

8.15-1　便利だが誤解も招く略語

　略語は多忙な医師にとって非常に便利な反面，不注意に使うと誤解を招いたり，また多用すると混乱が起きたりします。
　例えば，CCはchief complaint（主訴）を指しますが，clinical conference（臨床検討会）の略語でもあります。脳の専門医がカルテにCAGと書くと，carotid angiography（頸動脈血管造影）なのか，cerebral angiography（脳血管造影）なのかで患者や関係者を悩ますことになりかねません。
　看護記録にwheel chair（車椅子）の略語でWC（W/C）と書くと，そそっかしい新人ナースがトイレと間違えたりします。
　医療用語でMOFは，multiple organ failure（多臓器不全，多臓器不全症

のことですが，一般には Ministry of Finance（財務省）を連想するでしょう。日本の財務省は専門医に診断してもらうと，多臓器不全ということになるのでしょうか？

8.15-2　一般 vs. 医療の略語

私たちが日常使っている略語が，医療の現場でも同形で使われていることが多々あります。ただし，意味は全く異なります。いくつかのおもしろい例を示してみましょう。

略語	一般	医療
CPA	certified public accountant 公認会計士	cardiopulmonary arrest 心肺停止
DM	direct mail ダイレクトメール Deutsche mark ドイツマルク（現在はユーロ）	dermatology/dermatologist 皮膚科学／皮膚科医 diabetes mellitus 糖尿病
ICU	International Christian University 国際基督教大学	intensive care unit 集中治療（部）
IMF	International Monetary Fund 国際通貨基金	idiopathic myelofibrosis 特発性骨髄線維症
MOF	Ministry of Finance 財務省	multiple organ failure 多臓器不全（症）
MVP	most valuable player 最優秀選手	microvascular pressure 微小血管圧 mitral valve prolapse 僧帽弁脱（症）
NHK	日本放送協会	normal human kidney 正常ヒト腎（臓）

略語	一般	医療
NTV	日本テレビ	nervous tissue vaccine 神経組織ワクチン
PTA	Parent-Teacher Association 父母と教師の会 (PTA)	parathyroid adenoma 上皮小体腺腫 percutaneous transluminal angioplasty 経皮的血管形成（術） post-traumatic amnesia 外傷後健忘（症） prior to admission 入院前に
U.S./US	United States of America アメリカ合衆国	ultrasound ➡ US が略語。 超音波
VIP	very important person 高度重要人物，要人	vasoactive intestinal peptide 血管作動性腸管ペプチド voluntary interruption of pregnancy 意図的妊娠中絶
WC	water closet 水洗便所	white cell 白血球 whooping cough 百日咳 wheel chair 車椅子 wound check 創傷チェック

8.16　近代医学の幕開け：名著の初版本

8.16-1　Gray's Anatomy　グレイ解剖学／木版画の解剖図

　英国聖ジョージ病院・医学校の解剖学講師 Henry Gray（1827〜1861）が，H. V. Carter の描いた 363 枚の解剖図（木版画）に沿って執筆した解剖学書。ロンドンの J. W. Parker and Son が 1858 年に初版を発行し，翌年フィラデルフィアの Blanchard and Lea が米国版を出版しました。グレイは序文で，「解剖学の知識を外科領域に応用してもらうことが執筆の目的」と述べています。当時英国では，「聖書」，「シェークスピア」，「グレイ解剖学」が医師の必読書でした。

　グレイは天然痘で 34 歳の若さで亡くなりましたが，この本はすぐれた解剖学書として英米両国で版を重ねています。

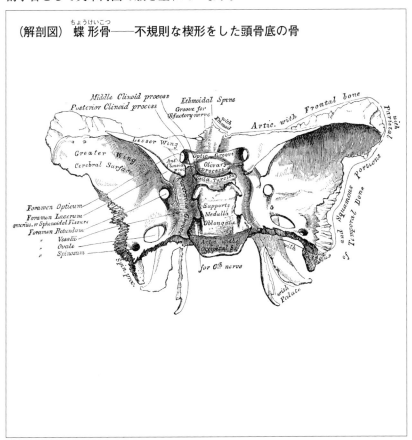

（解剖図）　蝶形骨（ちょうけいこつ）──不規則な楔形をした頭骨底の骨

8.16-2　Cecil:Text-Book of Medicine　セシル内科学／野口英世「黄熱病」

ニューヨーク市，コーネル大学の内科学助教授 Russell L. Cecil が編集主幹。内科学の専門家や研究者を執筆者に迎え，1927年にフィラデルフィアのW. B. Saunders Company が初版を発行しました。

疾患と疾患群を事典的に網羅し，各疾患に定義，病因，疫学，症状，病理解剖，合併症，診断，治療などの小項目を設けて解説しています。当時ロックフェラー医学研究所に在籍していた野口英世（1876～1928）が，この初版に Yellow Fever 黄熱病について執筆しています。

「黄熱病」の原文―書きだしの"定義"と"発生"の一部

YELLOW FEVER

Definition.—Yellow fever is an acute infectious disease characterized by sudden onset, moderately high fever, acute parenchymatous nephritis, profuse hemorrhage from the mucous membranes of the alimentary tract, and jaundice. The height of the disease is reached within a few days, and in nearly 60 per cent. of cases the infection is fatal. Convalescence is usually rapid, and a single attack confers a lasting immunity. The outstanding clinical features of fully developed cases are the early progressive acute nephritis, jaundice, relatively slow pulse, and the vomiting of altered blood known as *black vomit*.

Incidence.—Yellow fever is not contagious, and it is transmitted only through the bite of a domestic mosquito, *Aëdes ægypti* (or *Stegomyia calopus* or *S. fasciatus*), which has sucked the blood of a yellow fever patient during the first three or four days of the disease. It is easy to understand now why yellow fever prevailed unchecked among non-immune persons in the past when the rôle of the mosquito was not known. The disease was endemic in tropical regions because of a continuous and undiminished supply of *Aëdes* mosquitoes; it visited temperate zones or high altitudes only during the warm season, when the mosquito propagated. During the era of traffic by sailing vessels, when the water-supply was carried in open tanks—the type of breeding-place selected by the female *Aëdes*—there was ample opportunity for transportation of infected mosquitoes from endemic foci in the tropics, and an epidemic of yellow fever was possible in any part of the world where the mosquito was present to convey the virus thus furnished. In fact, during the eighteenth and nineteenth centuries epidemics of yellow fever occurred as far north as Pennsylvania, New York, Massachusetts, Nova Scotia, Spain, Portugal, France, and England.　（以下省略）

「セシル内科学」の著者紹介

HIDEYO NOGUCHI, M. D. (M. S., Ph.D., Sc.D., Docteur *honoris causa*, Honorary); Member Rockefeller Institute for Medical Research.

8.16-3　Harrison's Principles of Internal Medicine　ハリソン内科学／新しい内科学書を目指す

編集主幹はテキサス大学の内科学教授 Tinsley R. Harrison。編者は Paul B. Beeson, George W. Thorn, William H. Resnik, Maxwell M. Wintrobe で, この5名を含む53名の内科学の専門家が執筆しました。フィラデルフィアの Blakiston Company により1950年に出版され, 1958年以降ニューヨークの McGraw-Hill 社から4年毎に改訂版が発行されています。病態生理学と主要症候からのアプローチを基盤とした, 画期的な内科学のテキストです。

原稿は編者が批評し合い, 外部の匿名の専門家にも批評を求めるシステムを持続し, 最先端の医学を取り入れています。日本語版の発行はメディカル・サイエンス・インターナショナル。

〔序文〕

Preface

The aim of this book is to present within the confines of a single volume a consideration of the disorders that comprise the province of internal medicine. An attempt has been made to integrate the pertinent content of the preclinical sciences with clinical medicine, and to approach the subject not only from the standpoint of disorders of structure, but also by way of abnormal physiology, chemistry, and disturbed psychology. This method of presentation follows the modern trend in medical education. The book is directed primarily at the student and physician who desire a presentation of the important scientific principles that are necessary for a rational understanding of the development, evolution, and management of internal diseases.

The modern view of clinical teaching holds that the classic approach, with primary emphasis on specific diseases, is inadequate, and that the student or practitioner cannot be expected to recognize disease in its various manifestations and to manage it intelligently unless he also understands the basic mechanisms of its cardinal manifestations. The basic mechanisms of disease are no longer solely of academic interest to the investigator and to the teacher, but have now become of immediate practical importance in the care of patients.

・・・・・・・・・・・（中略）・・・・・・・・・・・

The customary polite reference would not do justice to the members of the staff of the Blakiston Company, who have constantly coöperated in every possible way. Special thanks is due Mrs. Eunice Stevens, Associate Medical Editor. Miss Minnie Mae Tims, long-time secretary to the Editor-in-Chief, and Mrs. Stevens have given the major part of five years to the task. Their performance has been far above and beyond the call of duty.

The usual acknowledgment to the publisher would not express our attitude toward the Vice President of the Blakiston Company, Mr. T. A. Phillips, whose concern for the scientific quality of the book has equaled our own. The association with him has been a source of genuine pleasure.

May 1950

P. B. B.
T. R. H.
W. H. R.
G. W. T.
M. M. W.

付録

語源で学ぶやさしい医療用語

　医療用語について，各語の成り立ちを主に語源から示しました。見出し語（アルファベット順）とその読み，日本語訳，語の成り立ち，用例の順です。一部説明も加えてあります。

　なお，ギリシャ語由来の語には **G.**，そしてラテン語由来の語には **L.** の印を付しました。符号の〜は見出し語の代用です。→のあとの語は派生語を，←のあとの語は派生元を示します。

- **anemia**（アネミア）　貧血
  an- 接頭語 "無" + **G.** haima "blood 血液"
  acute 〜 急性貧血，breast 〜 母乳貧血
- **antibiotic**（アンティバイオティク）　抗生物質 ➡ かびや細菌により分泌され，他の微生物（病原菌など）の発育・繁殖を抑える物質。
  anti- 接頭語 "反対，抑制" + **G.** bios "life 生命"
- **arrhythmia**（アリスミア）　不整脈
  a- 接頭語 "無" + **G.** rhythmos "rhythm リズム，律動"
  continuous 〜 持続性不整脈，respiratory 〜 呼吸(性)不整脈
- **blood**（ブラッド）　血液
  〜 group 血液型 ➡ ABO blood group, Rh blood group などがある。
  〜 pressure（略語：BP）血圧
  → bleeding 出血
- **complaint**（コンプレイント）　病訴，愁訴
  chief 〜（略語：CC）主訴 ➡ 患者が最初に医師に訴える主な症状や症候群。
- **complication**（コンプリケーション）　合併症
  L. complicatio "together with + to fold 共存する"
- **Coronary Care Unit**（略語：CCU シーシーユー）　冠疾患集中治療室
  L. corona; **G.** Korōnē "冠(状)"
- **delivery**（デリバリー）　分娩，出産，摘出
  abdominal 〜 腹式分娩（帝王切開），easy 〜 安産，
  forceps 〜 鉗子分娩，premature 〜 未熟分娩，
  〜 room 分娩室 = labor room

- **depression**（デプレション） 抑うつ，うつ病
  L. de-"down 下へ" + L. premere "to press 圧迫する"
- **diagnosis**（ダイアグノーシス）（略語：DX） 診断（法）
  G. dia-"through …を経て" + G. gnōsis "knowledge 認識，知識"
  clinical ～ 臨床診断，differential ～ 鑑別診断，
  pathologic ～ 病理学的診断，physical ～ 理学的診断
  → diagnostics 診断学→ diagnostician 診断医
- **dialysis**（ダイアリシス） 透析
  G. dia-"through" + G. lysis "dissolution 溶解"
- **diarrhea**（ダイアリア） 下痢
  G. dia-"through" + G. rhein "to flow 流れる"
  crapulous ～ 暴飲（暴食）性下痢，inflammatory ～ 炎症性下痢，
  lienteric ～ 不消化性下痢，watery ～ 水性下痢
- **diet**（ダイエット） 食（物），食事，治療食
  G. diaita "way of living 生存，生活法"
  absolute ～ 絶対食，絶食，diabetic ～ 糖尿病食，
  high calorie ～ 高カロリー食，low calorie ～ 低カロリー食，
  high protein ～ 高タンパク食，low salt ～ 低塩食
- **disease**（ディジーズ） 疾患，疾病，病気
  フランス語 dès "from …から" + フランス語 aise "ease 安楽"
  acute ～ 急性疾患，chronic ～ 慢性疾患，heart ～ 心臓病・心疾患，
  infectious ～ 感染症
- **donor**（ドナー） ドナー，提供者➡移植のために組織，または臓器を提供する人。
  L. dono "to donate, to give 与える，提供する"
  参 recipient レシピエント
- **drug**（ドラッグ） 薬，薬物，薬剤
  liquid ～ 溶剤，powdered ～ 粉末剤➡「錠剤」は tablet．
  ～ abuse 薬物乱用，～ allergy 薬物（薬剤）アレルギー，
  ～ dependence 薬物依存（症），～ eruption 薬疹
- **electrolyte**（エレクトロライト） 電解質
  electro- G. ēlektron "amber 琥珀" + G. lytos "that may be dissolved 溶解する部分"➡発電現象が琥珀で観察されたことに由来する。
  ～ deficiency syndrome 電解質欠乏症候群
- **emergency**（エマージェンシー） 救急，緊急，応急
  ～ room（略語：ER）救急室，～ test 緊急検査，～ treatment 救急処置

➡ 「緊急手術」は emergent operation。

- **fever**（フィーバー） 熱, 発熱
  high ～ 高熱, low ～ 低熱, slight ～ 微熱
  → feverish 熱のある

- **finding**（ファインディング） 所見
  clinical ～ 臨床所見, laboratory ～ 検査所見, ～ on admission 入院時所見

- **fracture**（フラクチャー） 骨折
  L. fractura "to break 折る"
  complete ～ 完全骨折, complicated ～ 複雑骨折, double ～ 重複骨折,
  fatigue ～ 疲労骨折, multiple ～ 多発(性)骨折, simple ～ 単純骨折

- **gait**（ゲイト） 歩行
  ataxic ～ 失調(性)歩行, heel ～ 踵歩行, hemiplegic ～ 片(半側)麻痺歩行,
  scissor ～ がにまた歩き, staggering ～ あひる歩行・よろよろ歩き,
  toe ～ 爪先立ち歩行

- **gauze**（ゴーズ） ガーゼ
  Arabic gazz "raw silk 生糸" ➡ アラビア人がはじめて使用した。生産していたパレスチナ地方の町が Gaza であった。

- **gout**（ゴウト） 痛風
  L. gutta "a drop 一滴" ➡ 病毒が1滴ずつ関節に落ちることによって起こると信じられてきたことに由来する。
  articular ～ 関節痛風, calcium ～ 石灰痛風,
  irregular ～ 非定型痛風・関節外痛風, rheumatic ～ リウマチ性痛風

- **headache**（ヘッドエイク） 頭痛
  congestive ～ 充血性頭痛, cyclic ～ 周期性頭痛,
  migraine ～ 片頭痛, Monday morning ～ 月曜朝頭痛,
  organic ～ 器質性頭痛, tension ～ 緊張性頭痛

- **health**（ヘルス） 健康, 保健, 衛生
  ～ care 健康管理, ～ center 保健所, ～ certificate 健康診断書,
  ～ counseling 保健相談, ～ education 健康教育・保健教育・衛生教育,
  ～ examination 健康診断, ～ guidance 保健指導, mental ～ 精神衛生,
  oral ～ 口腔衛生, public ～ 公衆衛生, school ～ 学校保健

- **hemorrhage**（ヘモリッジ） 出血
  hemo- G. haima "blood 血液" + G. rhēgnynai "to burst forth 破裂する"
  arterial ～ 動脈性出血, cerebral ～ 脳出血, internal ～ 内出血,
  massive ～ 大(量)出血, nasal ～ 鼻出血・鼻血, subarachnoid ～ くも膜下出血

- **history**（ヒストリー）　病歴
  ～ of present illness（略語：HPI）現病歴，family ～（略語：FH）家族歴，past ～（略語：PH）既往歴，personal ～ 個人歴，occupational ～（略語：OH）職歴
- **hospital**（ホスピタル）　病院
  L. hospitālis "hospitable 温かくもてなす"；L. hospitāre "to receive as guest 客を迎え入れる"
  education ～，teaching ～ 教育病院，general ～ 総合病院，mental ～ 精神病院，night ～ 夜間病院，weekend ～ 週末病院，～ infection 院内感染，～ pharmacy 病院薬局・薬剤部
- **hypertension**（ハイパーテンション）　高血圧（症），緊張亢進（症）
  hyper- G. hyper "above 上，過，高" + "tension 緊張"
  benign ～ 良性高血圧（症），essential ～ 本態性高血圧（症），malignant ～ 悪性高血圧（症），portal ～ 門脈圧亢進（症），pulmonary ～ 肺高血圧（症），renal ～ 腎性高血圧（症）
- **hysteria**（ヒステリア）　ヒステリー
  G. hystera "uterus, womb 子宮" + -ia "病名"の語尾➡子宮が原因と思われていたことによる。
  anxiety ～ 不安性ヒステリー，fixation ～ 固定性ヒステリー，～ major 大ヒステリー，～ minor 小ヒステリー
- **imaging**（イメージング）　イメージング，画像化➡放射線学的臨床画像法。とくに超音波，CT，MRI による断層像を指すことが多い。
  L. imago "image 像" + -ing
- **infant**（インファント）　乳児
  L. in "not 否定" + fans "speaking 話すこと"
  immature ～ 未熟児，low birth weight（略語：LBW）～ 生下時低体重児，mature ～ 成熟児，newborn ～ 新生児，premature ～ 早産児
- **infection**（インフェクション）　感染，伝染
  aerial ～ 空気感染，contact ～ 接触感染，cross ～ 交差感染，direct ～ 直接感染，food ～ 食物感染，herd ～ 集団感染，hospital ～ 院内感染，mass ～ 大量感染，route of ～ 感染経路，terminal ～ 末期感染
- **injection**（インジェクション）　注射，注入
  L. in "内へ" + L. jacere "to throw 投げる" + -tion
  intramuscular ～ 筋（肉）内注射，intravenous ～ 静脈（内）注射，

subcutaneous ～ 皮下注射，injector 注射器
- **insufficiency**（インサフィシェンシー） （機能）不全（症）
 L. in "not 不，否定" + L. sufficiens "sufficient 十分な"
 cardiac ～ 心不全，coronary ～ 冠（状動脈）不全，
 hepatic ～ 肝（機能）不全，renal ～ 腎（機能）不全
- **insomnia**（インサムニア） 不眠（症）
 L. in "not 不，否定" + L. somnus "sleep 眠り"
- **insulin**（インシュリン） インシュリン（インシュリン）➡ islands of Langerhans
 膵臓内のランゲルハンス島から分泌されるホルモン。糖尿病の治療に用いる。
 L. insula "island 島" + -in
- **jaundice**（ジャーンディス） 黄疸
 フランス語 jaune "yellow 黄色"
 hemolytic ～ 溶血性黄疸，hemorrhagic ～ 出血性黄疸，hepatic ～ 肝性黄疸，
 hepatocellular ～ 肝細胞性黄疸
- **laboratory**（ラボラトリー） 実験室，試験室，検査室；製剤室；研究所
 L. laboratorium "a workplace 検査や実験の場所"
 clinical ～ 臨床検査室，～ diagnosis 検査室診断，～ findings 検査所見，
 ～ technician 検査技師
- **life**（ライフ） 生命，生活
 L. vita; G. bios "life 生命"
 average length of ～ 平均寿命，～ expectancy 余命，～ span 寿命，
 ～ support 生命維持
- **limb**（リム） 四肢
 lower ～ 下肢（殿骨盤部，大腿，下腿，足根，足），
 upper ～ 上肢（肩，上腕，前腕，手根，手）
- **malignant**（マリグナント） 悪性の
 L. malignare "to act maliciously 悪意をもってたくらむ"
 ～ granuloma 悪性肉芽腫，～ hypertension 悪性高血圧（症），
 ～ lymphoma（略語：ML）悪性リンパ腫，～ melanoma 悪性黒色腫
- **massage**（マッサージ） マッサージ
 G. massein "to knead もむ，あんまする"
 cardiac ～ 心（臓）マッサージ = heart ～，
 closed chest ～ 非開胸心マッサージ = external cardiac ～，
 open chest ～ 開胸心マッサージ
- **medical**（メディカル） 医学の，医療の，医用の；（外科に対して）内科の

L. medicalis; medicus "physician 医師"
〜 care 医療，〜 certificate 診断書，〜 check-up 健康診断・健診，
〜 instrument 医用器械，〜 record 病歴・医療記録，〜 service 医療・診療，
〜 social worker（略語：MSW）医療社会福祉士・ソーシャルワーカー，
〜 supply 医療用品，〜 technologist 臨床検査士

- **menstruation**（メンストルエーション）　月経
  delayed 〜 後発月経，difficult 〜 月経困難，infrequent 〜 希発月経，
  premature 〜 早発月経
- **mental**（メンタル）　精神的，精神の
  L. mens（ment-）"mind 精神，心"
  〜 age（略語：MA）精神年齢，〜 condition 精神状態，〜 deficiency 精神薄弱，
  〜 disease 精神病，〜 disorder 精神障害，〜 hospital 精神病院
- **myopia**（マイオピア）　近視 = near sight; short sight ➡ 遠視は hyperopia（ハイパーオピア）= far sight; long sight
  G. myein "to shut 閉じる" + -opia G. ops "eye 眼"
  excessive 〜 強度近視，malignant 〜 悪性近視，
  progressive 〜 進行性近視，simple 〜 単純近視
- **neonatal**（ネオナタル）　新生児の；新生児期（生後 4 週間）
  neo- G. neos "new 新しい" + L. natus "birth 誕生"
  ← neonate（ネオナート）新生児 = newborn，
  → neonatology（ネオナトロジー）新生児学
- **nephropathy**（ネフローパシー）　ネフロパシー，腎障害（腎症），腎臓病 ➡「腎炎」は nephritis（ネフライティス），「腎臓学」は nephrology（ネフローロジー）。
  nephro- G. nephros "kidney 腎臓" + G. pathos "disease 疾患，病気"
- **neuralgia**（ニューラルジア）　神経痛
  neuro- G. neuron "nerve 神経" + -algia G. algos "pain 痛み"
  facial 〜 顔面神経痛，intercostal 〜 肋間神経痛，
  occipital 〜 後頭神経痛，sciatic 〜 座骨神経痛
- **neuro**- G. neuron "nerve　神経"
  神経または神経系に関連する学問名
  neuroanatomy（ニューロアナトミー）神経解剖学
  neuroimmunology（ニューロイミュノロジー）神経免疫学
  neurology（ニューロロジー）神経病学
  neuro-ophthalmology（ニューロオフサルモロジー）神経眼科学
  neuropathology（ニューロパソロジー）神経病理学

neuroscience（ニューロサイエンス）神経科学
neurosurgery（ニューロサージェリー）（脳）神経外科学
- **obesity**（オービシティ）　肥満（症）
L. obesus "fat 肥満した"
adult-onset ～ 成人発症型肥満, alimentary ～ 食事性肥満（症）
morbid ～ 病的肥満, simple ～ 単純性肥満症
- **osteoporosis**（オステオポローシス）　骨粗鬆症, オステオポローシス
osteo- G. osteon "bone 骨" + G. poros "passage 通路" + -osis "症状"の語尾
postmenopausal ～ 閉経後骨粗鬆症, 閉経後オステオポローシス
senile ～ 老年性骨粗鬆症
- **outpatient**（アウトペイシャント）　外来患者
out- 接頭語 "外" + L. patiens "patient 患者"
～ clinic 外来診療所, ～ department 外来（診療部門）
～ dispensary 外来用薬局, ～ dispensing 外来調剤
- **pain**（ペイン）　痛み, 疼痛；陣痛
L. poena "fine 罰金, 科料"；"penalty 罰, 刑罰"
G. poinē "penalty 罰, 刑罰"
abdominal ～ 腹痛, boring ～ 穿刺痛, burning ～ 灼熱痛,
continuous ～ 持続痛, cutting ～ 切傷様痛, dull ～ 鈍痛,
hunger ～ 空腹痛, intense ～ 激痛, low back ～ 腰痛,
～ clinic ペインクリニック, ～ on motion 運動痛,
～ on urination 排尿痛, ～ sensation 痛覚, ～ spot 痛点,
phantom limb ～ 幻（想）肢痛, prick ～ 刺痛（刺すような痛み），
sharp ～ 鋭痛, wandering ～ 移動（性疼）痛, labor ～s（分娩）陣痛,
pregnant ～s 妊娠陣痛
- **palpation**（パルペーション）　触診（法）
L. palpatio "examine by touch 触れて診る"
bimanual ～ 双合触診（法）・双手触診（法），
light-touch ～ 軽触診（法）・指端触診（法）
← palpate（パルペイト）触診する（動詞）
- **paramedical**（パラメディカル）　パラメディカルの
para- 接頭語 "周辺" + "medical 医学の, 医療の" ➡ 「医療補助の, 医療隣接の」
を意味し, 職業には, 薬剤師, 理学療法士, 言語治療士, 職業訓練士, 医療社会事業士, 医療技術者などがある。
- **patho-** G. pathos "disease 疾患, 病気"

patho- で始まる学問名
pathoanatomy（パソアナトミー）病理解剖学
pathobiology（パソバイオロジー）病理生物学
pathology（パソロジー）病理学
pathomorphology（パソモーフォロジー）病理形態学
pathophysiology（パソフィジオロジー）病態生理学
pathopsychology（パソサイコロジー）病態心理学

- **percussion**（パーカッション） 打診（法）
 L. per "through... …を経由して" + L. cutere "strike, beat 打つ, 叩く"
 bimanual 〜 双手打診法, deep 〜 深部打診法,
 direct 〜 直接打診（法）, indirect 〜 間接打診（法）,
 palpatory 〜 触診的打診（法）, respiratory 〜 呼吸打診法,
 〜 dullness 打診濁音, 〜 findings 打診所見,
 〜 hammer 打診槌 = percussor, plessor
 ← percuss（パーカス）打診する（動詞），
 → percussible（パーカシブル）打診で発見しうる（形容詞）

- **perinatal**（ペリネイタル） 周生期の（小児科），周産期の（産科）
 peri- G. 接頭語 "around 周囲, 周辺" + L. natus "be born 生まれる"
 〜 medicine 周生期（周産期）医学 = perinatology（ペリナトロジー）
 perinatologist（ペリナトロジスト）周産期科医

- **personality**（パーソナリティ） 人格，パーソナリティ，性格
 double 〜, dual 〜 二重人格, histrionic 〜, hysterical 〜 ヒステリー性人格,
 multiple 〜（disorder）多相性人格（障害）・多重人格（障害），
 narcissistic 〜（disorder）自己陶酔性人格（障害），
 obsessive-compulsive 〜（disorder）強迫性人格（障害），
 paranoid 〜（disorder）パラノイア性（妄想型）人格（障害）

- **pharmaco**- G. pharmakon "medicine, drug 薬"
 pharmacist（ファーマシスト）薬剤師 = apothecary, druggist
 pharmacodynamics（ファーマコダイナミクス）薬力学，
 pharmacognosy（ファーマコグノシー）生薬学，
 pharmacology（ファーマコロジー）薬理学, 薬物学，
 pharmacy（ファーマシー）薬学, 薬剤学；薬局, 調剤部

- **phobia**（フォービア） 恐怖（症）
 L. phobus, G. phobos "fear 恐怖" + -ia "症状"
 algo 〜 疼痛恐怖（症）G. algos "pain 痛み"
 anthropo 〜 対人恐怖（症）G. anthropos "man 人間"

cleithro ～ 閉所恐怖（症）G. kleisis "closure 閉鎖"
hypso ～ 高所恐怖（症）G. hypsos "height 高さ"
・**physical**（フィジカル）　身体的な；物理的な，理学的な
　G. physikos "nature 自然"
　～ diagnosis 理学的診断，　～ disability 身体（的）障害
　～ examination（略語：PE）身体検査・理学的検査，
　～ findings 理学的所見，　～ fitness 体力，　～ growth 身体発育，
　～ handicap 身体障害，　～ therapist（略語：PT）理学療法士
・**plastic**（プラスティック）　形成の；塑性の
　L. plasticus; G. plastikos "relating to molding 型の形に成形する"
　～ surgery 形成外科，　～ surgeon 形成外科医
・**pneumonia**（ニューモニア）　肺炎
　G. pneumōn "lung 肺" + -ia "condition 症状"
　acute ～ 急性肺炎，bronchial ～ 気管支肺炎，chronic ～ 慢性肺炎，
　influenzal ～ インフルエンザ肺炎
・**polyp**（ポリープ）　ポリープ
　G. polypous "a morbid excrescence 病的突出物"
　adenomatous ～ 腺腫様ポリープ，cardiac ～ 心（臓）ポリープ，
　gastric ～ 胃ポリープ，laryngeal ～ 喉頭ポリープ，
　nasal ～ 鼻ポリープ，uterine ～ 子宮ポリープ
　→ polypectomy（ポリペクトミー）ポリープ切除（術）
　→ polypoid（ポリポイド）ポリープ状の
　→ polyposis（ポリポーシス）ポリポーシス，ポリープ症➡一定部位にポリープが多発すること．
・**practice**（プラクティス）　診療；開業
　L. practica "business 専門業"，G. praktikos "pertaining to action 医学に関連した職務を行うこと"
　family ～ 家庭医療・家族診療➡医師がある家族の全員について保健と医療の責任を持つ．
　group ～ 集団開業・集団診療➡医師集団による協同の開業で，それぞれが専門領域のみの診療を行う．
　solo ～ 単独開業・単独診療➡単独の医師が補助人の支援のみによって診療を行う．
　practitioner（プラクティショナー）開業医
・**prescribe**（プリスクライブ）　処方する
　pre- L. prae "before 前" + L. scribo "to write（指示を）書く"

prescription（プリスクリプション）処方箋；処方箋調剤
- **pressure**（プレッシャー）　圧，圧力
L. pressura "to press 圧すること"
blood 〜（略語：BP）血圧，brain 〜 脳圧
intracranial 〜（略語：ICP）頭蓋内圧，intraocular 〜 眼（内）圧
- **primary**（プライマリー）　第一の；一次（性）の；初期の；原発（性）の
L. primarius "principal 第一の；primus "first 最初の"
〜 carcinoma 原発癌，〜 infection 初感染，
〜 myocardial disease（略語：PMD）原発（性）心筋疾患，
〜 pain 第一痛覚，〜 shock 一次ショック
- **psychosis**（サイコウシス）　精神病
psycho- G. psychē "mind 精神" + -osis "疾病（病名・症候）"の語尾
alcoholic 〜 アルコール精神病，depressive 〜 うつ病，
manic 〜 躁病，manic-depressive 〜 躁うつ病
- **psychosomatic**（サイコウソウマティック）　心身の，精神身体の
psycho- G. psychē "mind 精神" + G. sōma "body 身体" + -ic
〜 disease（略語：PSD）心身症，〜 medicine（略語：PSM）心身医学
- **pulmonary**（プルモナリー）　肺の
L. pulmonarius pulmo "lung 肺"
〜 area 肺野，〜 artery（略語：PA）肺動脈，〜 capacity 肺活量，
〜 capillary（略語：PC）肺毛細（血）管，〜 carcinoma 肺癌
〜 disease 肺疾患，〜 edema 肺水腫（浮腫），〜 emphysema 肺気腫，
〜 function 肺機能，〜 hemorrhage 肺出血，〜 tuberculosis 肺結核，
〜 vein（略語：PV）肺静脈
- **pulse**（パルス）　脈，脈拍
L. pulsus "stroke 脈拍"
equal 〜 整脈 = regular 〜，frequent 〜 頻脈 = tachycardia，
infrequent 〜 徐脈 = bradycardia，irregular 〜 不整脈 = arrhythmia
- **radiotherapy**（レディオセラピー）　放射線療法，放射線治療
radio- L. radius "ray 放射線" + G. therapeia "cure 療法，治療"
- **rale**（ラール）　水泡音，ラ音，ラッセル
フランス語 râle "rattle 胸部の聴診上聞かれる異常音"
bronchial 〜 気管支ラ音，dry 〜 乾性ラ音，moist 〜 湿性ラ音，
mucous 〜 粘液性ラ音
- **recipient**（レシピエント）　レシピエント，受容者➡組織または臓器の移植を

受ける人。⑳ donor　ドナー
L. recipiens, recipio "to receive 受ける"
- **resident**（レジデント）　レジデント，研修医➡専門分野の訓練を受けるために病院に属する内勤医。以前は実際に病院の構内に居住していた。
L. resideo "to reside 住む，居住する"
- **resuscitation**（リサシテーション）　蘇生(法)，救急蘇生(法)
L. resuscitare "to revive 回復させる"
cardiopulmonary ～（略語：CPR）心肺蘇生(術)，
mouth-to-mouth ～ マウス・トゥー・マウス人工呼吸(法)
- **sclerosis**（スクレローシス）　硬化(症)
sclero- G. sklēros "hard 硬い" + -osis "症状"
amyotrophic lateral ～（略語：ALS）筋萎縮性側索硬化(症)，
arterial ～ 動脈硬化(症) = arteriosclerosis,
multiple ～（略語：MS）多発性硬化(症)
- **seizure**（シージャー）　発作；痙攣(けいれん)
古代フランス語 seisir "seize, to grasp つかむ" + -ure フランス語の接尾語で，動作や結果を表す抽象名詞を作る➡発作 sudden attack や痙攣 convulsion を意味する。
cerebral ～ 脳性発作，epileptic ～ てんかん発作，
psychogenic ～ 心因(性)発作，sensory ～ 感覚(性)発作
- **sense**（センス）　感覚，知覚，認知
L. sensus "to feel 感知する，to perceive 知覚する"
color ～ 色(感)覚，light ～ 光覚，motion ～ 運動(感)覚，
pain ～ 痛覚 = ～ of pain，position ～ 位置覚 = ～ of position，
sixth ～ 第六感，static ～ 平衡(感)覚 = ～ of equilibrium，
tactile ～ 触覚 = ～ of touch，taste ～ 味覚 = ～ of taste，
time ～ 時間(感)覚，～ of sight 視覚，～ of smell 嗅覚
- **surgery**（サージェリー）　外科(学)
G. cheir "hand 手" + ergon "work 仕事"
abdominal ～ 腹部外科，cardiac ～ 心臓外科，cerebral ～ 脳外科，
general ～ 一般外科，orthopedic ～ 整形外科，plastic ～ 形成外科
- **therapy**（セラピー）　療法，治療，処置
G. therapeia "治療 service done to the sick"
occupational ～ 作業療法，physical ～ 理学療法，speech ～ 言語療法，
therapist 療法士

- **urine**（ユーリン） 尿
 L. urina; G. ouron
 cloudy ～ 混濁尿，crude ～ 希薄尿，residual ～ 残尿
 → urinate（ユーリネート）排尿する = pass *one*'s urine
 → urination（ユーリネーション）排尿
- **vertigo**（ヴァーティゴウ） めまい，眩暈
 L. vertigo "a turning or whirling round 回転，ぐるぐる回る"
 aural ～ 耳性めまい，cerebral ～ 大脳性めまい，
 height ～ 高所めまい，ocular ～ 視性めまい，
 positional ～ 体位性めまい，rotary ～ 回転性めまい

文献および謝辞

転載文献

1. E. Raus & M. Raus：Manual of History Taking, Physical Examination and Record Keeping（J. B. Lippincott Company, Philadelphia, 1974）
「History Taking」から単文を抜粋し，本書の第3章に転載。

2. D. Austin & T. Crosfield：English for Nurses（Longman Group Ltd., London, 1976）
小林登監訳／大垣雅昭訳：「ナースの英語」（廣川書店，1979）
単元2，16，18，19，20，21，22，24　許可を得て本書の第2章，第4～6章に転載し，「語句」と「病気の説明」を加えた。

参考文献

- 「ドーランド図説医学大辞典　第28版」（廣川書店，1997）
- 「ステッドマン医学大辞典　第4版」（メジカルビュー社，1997）
- 宮野 成二：「造語方式による医学英和辞典」（廣川書店，1986）
- 「小学館 ランダムハウス英和大辞典」（小学館，1975）
- 「研究社 新英和大辞典」（研究社，1960）
- 吉岡 郁夫／武藤 浩：「体表解剖学」（南江堂，1979）
- 朝日新聞社科学部：「新解体新書」（朝日新聞社，1976）
- 大藤 高志／佐藤 章：「カルテ用語集」（医学書院，2002）
- 山内 昭雄訳：「リープマン神経解剖学，付録ⅩⅢ，第2版」（メディカル・サイエンス・インターナショナル，1996）

上記文献の著(訳)者，編者，出版社，関係者各位に感謝の意を表します。

あとがき

　冒頭の「まずはウォームアップ：顔まわりの解剖と英語表現」は，この本の学習目標から少し外れているかもしれません．しかし，日本語と違いのある英語の表現に慣れ親しむことが，英語力向上に必要だとの想いから取り上げました．その想いが強く，ページ数が増えることになってしまいました．読者が違いを楽しみながら，ネイティブの英語表現を身につけることを願っています．

　本書の編集は，（有）パル企画の安良博夫氏が担当してくださいました．また，制作は（株）メディカル・サイエンス・インターナショナルの藤堂保行氏にお願いしました．同社の若松博氏と金子浩平氏には，さまざまなご尽力をいただきました．この場を借りて上記の方々に厚くお礼を申し上げます．

2016年5月

大垣　雅昭
大垣　佳代子

著者プロフィール

大垣　雅昭（英語名：Mark Ohgaki）

　1972-90年，フィラデルフィアの医学系出版社 J. B. Lippincott と Lea & Febiger の日本代表。傍ら 1979-80年，東海大学医学部病院の病棟ナースに英語を教える。1991年，メディカル・サイエンス・インターナショナル代表取締役社長。会長，顧問を経て 2007年に引退。2012年，全出版人大会賞受賞。
　訳書に「ナースの英語」，「英語で科学論文を書く人のために」（ともに廣川書店）がある。

大垣　佳代子（英語名：Kay Ohgaki）

　早稲田大学政治経済学部卒業。英国留学を経験し，外資系銀行や出版社勤務を経て，現在，（株）インフィニット・テクノロジーズ専務。経営コンサルティングや翻訳に携わる。

はじめて学ぶ医療英語

2016年5月30日発行　第1版第1刷 ©

著　者　大垣　雅昭
　　　　大垣　佳代子

発行者　株式会社　メディカル・サイエンス・インターナショナル
　　　　代表取締役　若松　博
　　　　東京都文京区本郷1-28-36
　　　　郵便番号113-0033　電話(03)5804-6050

印刷：双文社印刷

ISBN 978-4-89592-862-5　C3047

本書の複製権・翻訳権・上映権・譲渡権・公衆送信権（送信可能化権を含む）は㈱メディカル・サイエンス・インターナショナルが保有します．本書を無断で複製する行為（複写，スキャン，デジタルデータ化など）は，「私的使用のための複製」など著作権法上の限られた例外を除き禁じられています．大学，病院，診療所，企業などにおいて，業務上使用する目的（診療，研究活動を含む）で上記の行為を行うことは，その使用範囲が内部的であっても，私的使用には該当せず，違法です．また私的使用に該当する場合であっても，代行業者等の第三者に依頼して上記の行為を行うことは違法となります．

JCOPY 〈㈳出版者著作権管理機構　委託出版物〉
本書の無断複写は著作権法上での例外を除き禁じられています．複写される場合は，そのつど事前に，㈳出版者著作権管理機構（電話 03-3513-6969，FAX 03-3513-6979，info@jcopy.or.jp）の許諾を得てください．